向誰效忠？

COVID-19疫情下的全球衛生治理觀察

林世嘉 等 ——— 作者

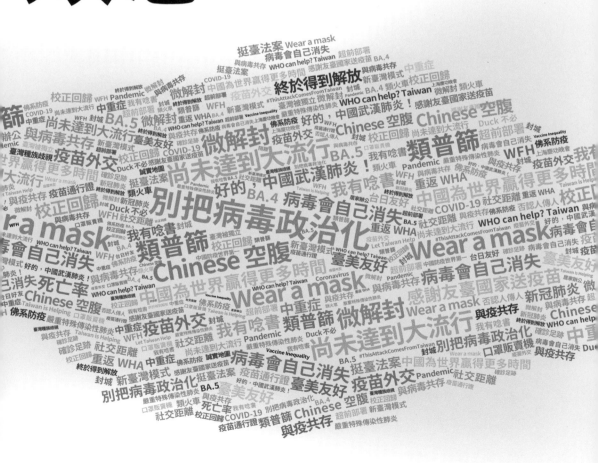

全球衛生系列叢書出版序

吳樹民

財團法人台灣醫界聯盟基金會董事長

　　當代人類社會因全球化的開展，出現了各種天翻地覆的重大改變，從而也為各國衛生部門以及全球衛生治理帶來了行動的機會和挑戰。全球化一方面使得醫學新知得以快速傳播，也讓各國得以透過創新科技來改善人類的醫療與生活品質，但另一方面，全球化卻也使得各種影響人類健康的風險因子，從傳染性疾病、跨國貿易中的食品安全、氣候變遷、健康不平等、戰爭與衝突等等，更為迅速且廣泛地擴及到區域乃至於全球。也因此，各國開始瞭解到，唯有在健康乃至於各種議題中彼此共同合作，才能保障國家和民眾的安全、健康與福祉，健康因而具有了全球性質的公共財（Global Public Goods）的色彩。然而和其他公共財一樣，若要在全球層級上確保與提昇健康，勢必需要建立起一套治理的體系，讓規則得以明確、資源得以分配，從而達成人人皆享有最高可獲致之健康水準。

　　20 世紀末迄今，已經爆發了多次對區域乃至於全球形成重大健康威脅的傳染性疾病，1998 年腸病毒、2003 年 SARS、2009 年 HINI 流感、2014 年的小兒麻痺與伊波拉，乃至於 2019 年底爆發並席捲全球的 COVID-19 疫情，正是衛生議題跨越國界、必須

以「全球衛生」（Global Health）角度來思考與因應的明證。衛生必須跨領域地納入經貿、法律、外交與國防等議題，也必須納入跨部門的參與者如公民社會組織、商業團體、慈善基金會等等，由此而形成的全球衛生治理架構與網絡，才能具有足夠的資源與量能，防範與因應各種傳染性疾病與健康挑戰，並致力於聯合國「永續發展目標」（Sustainable Development Goals, SDGs）中各項健康相關目標的落實與達成。

　　在此一關懷下，臺灣醫界人士也必須將焦點轉向更為廣泛的健康議題，以因應臺灣社會正在面臨的各種挑戰，如人口老化、出生率下降、福利國家角色的論辯、自由貿易等等，並在生物科技與產業發展、健保改革、食品安全、氣候變遷、人類安全、生物基因倫理等「非傳統」醫學所關心的議題上，提出我們的觀點與建言，並與醫學以外的領域合作對話，以共同捍衛並提升國人的健康。

　　由李鎮源院士於 1992 年所發起創立的財團法人台灣醫界聯盟基金會，自 1995 年投入推動臺灣加入 WHO 的運動以來，時時期勉要為臺灣做好隨時加入 WHO 的準備，因此投入相當多的資

源以累積眾多關於 WHO 和全球健康政策與發展趨勢的資料，建立起臺灣關於 WHO 與全球衛生治理最完整的中、英、法文資料庫。更在 2007 年正式成立「全球衛生研究中心」，旨在研究當前全球衛生的趨勢、各種跨國性、全球性影響健康的社會因素（如全球貿易對健康的影響等），以及全球衛生治理的發展等議題。此外，為了提昇國內對此全球衛生治理議題的關注和研究風氣，基金會更出版「全球衛生系列叢書」，譯介國際重要全球衛生著作，並整合基金會重要研究成果，迄今已出版《世界衛生組織》（2010）、《全球衛生與變遷》（2015）、《看懂聯合國永續發展目標（SDGs）》（2018）、《台灣世衛之路：台灣醫界聯盟基金會 25 年工作回顧與展望》（2019），期待能持續拋磚引玉，為臺灣全球衛生治理研究打下基礎，更有待來茲，讓臺灣有朝一日可成為全球衛生的重鎮。

　　創辦人李院士成立本會的初衷，乃在鼓勵臺灣醫界走出醫院和學校的白色巨塔，成為關懷社會的醫界良心，並為臺灣的民主和自由貢獻心力。歷經 30 年的努力後，毫無疑問，臺灣仍有許多新舊問題亟待解決，得之不易的民主和自由也仍須小心呵護，

但不妨礙我們開闊視野，將步伐邁向全球，時而關照、反思著各類全球與國際健康議題，並不時回眸與臺灣進行對比，相信對臺灣和全世界來說，都會產生出新的知識感知與機會火花。

公私夥伴合作，
促進全球衛生治理

吳釗燮

外交部長

　　財團法人台灣醫界聯盟基金會自 1992 年成立以來，一直是代表臺灣醫界熱心參與公共事務及推動民主化的重要聲音，多年來也是外交部推動公、私協力有意義參與聯合國「世界衛生組織」（WHO）及「世界衛生大會」（WHA）不可或缺的重要夥伴，積極向國際衛生界表達我國醫衛人士參與及貢獻國際衛生領域的強烈意願。

　　台灣醫界聯盟基金會的研究團隊在林世嘉執行長的領導下，在 COVID-19 爆發及大流行的近三年間，從國際政治、衛生安全、地緣政治等角度發表時事專文，持續密切關注全球衛生治理的趨勢，以清晰的洞見及犀利的筆鋒深入研析全球衛生治理架構所遭遇的挑戰及展望，並為臺灣參與全球衛生治理架構提供策略思考及方向。

　　欣聞基金會將近三年來陸續發表的專文集結成《向誰效忠？COVID-19 疫情下的全球衛生治理觀察》專書出版，對於關注或想瞭解 COVID-19 大流行與國際主要行為者的因應作為、全球衛生治理的趨勢與挑戰、地緣政治與安全利益等互動關係的政府與民間機構決策者、研究人員、學者專家、青年學子，甚至只是對議題有興趣

的一般民眾而言，都是一本值得翻閱、鑽研和收藏的好書。

　　對照 COVID-19 全球大流行的起伏與變化，臺灣的防疫表現及對世界各國的援助與合作，展現了臺灣是國際上一股良善的力量，有能力且有意願與全球共同應對疫情，以及疫後各項接踵而至的課題。

　　臺灣因為 2003 年對抗 SARS 的經驗，高度警覺且積極抗疫，在 COVID-19 全球疫情爆發之初，2019 年 12 月 31 日即率先通報 WHO《國際衛生條例》（IHR）聯繫窗口，協助防堵疫情，惟 WHO 秘書處並未將我國所提資料納入 IHR 內部 EIS 網站（Event Information Site），直至 2020 年 WHO 為檢討全球防疫作為而成立「疫情準備及因應獨立調查小組」（IPPPR），在 2021 年 5 月發布之調查報告終將我國監測到中國傳出不明原因肺炎並率先通報乙事，列為 WHO 取得中國爆發疫情之重要資訊來源之一，等同肯定臺灣對全球防疫之貢獻。

　　隨著全球疫情不斷快速變化，國際社會也更認同全球公衛防疫

及疫後復甦皆須由國際各方通力合作，以及我國參與 WHO 的必要性與急迫性。今（2022）年國際支持我國參與 WHA 的力道比往年更為強勁，如「七大工業國集團」（G7）與歐盟連續兩年在 G7 外長會議公報明確支持臺灣有意義參與 WHO 及 WHA，今年更進一步在 G7 衛生部長會議聯合公報首度聲援臺灣。

此外，今年超過 88 國、3,800 名行政部門政要、國會議員及各領域重要國際友人予我聲援，展現各國對臺灣國際參與的重視。另具有 WHO 會員國身分的 13 個友邦也向 WHO 提出「邀請臺灣以觀察員身分參與世界衛生大會」提案，其中 4 個友邦聖文森、貝里斯、史瓦帝尼及吐瓦魯分別在 WHO 會議中為我辯論，反駁中國片面的謊言及謬論，強調聯合國大會第 2758 號決議及 WHA 第 25.1 決議並未授權中國在聯合國體系代表臺灣，正義之聲令人振奮。

專書中另提及 COVID-19 疫情也牽動全球衛生體系的變革，包括「非國家行為者」（Non-State Actors, NSAs）的重要性及影響力持續上升，以及公私夥伴合作（PPP）在疫苗研發及分配上扮演重要的角色。對臺灣而言不僅代表更多元的國際參與空間，也是發揮我國醫療公衛 NGO 軟實力及影響力的良機。

　　台灣醫界聯盟基金會此一專書出版的時機，恰值全球歷經 COVID-19 大流行疫情嚴厲的考驗，以及推動全球衛生治理倡議改革與強化的關鍵時刻。臺灣是全球攜手合作共同促進疫後復甦不可或缺的好夥伴，各國對於與臺灣加強衛生合作、深化夥伴關係，共同推動全球衛生治理改革的呼聲已越來越大，為有效因應大流行病的再度發生，誠如專書所論述的，應將臺灣充分納入全球衛生治理機制，讓臺灣制度化及常態性參與 WHO 各項會議、活動與機制，邁出全球衛生治理改革的重要步伐，也是促進達成聯合國永續發展目標（UNSDGs）的重要關鍵。

後大流行時代的
臺灣全球衛生參與

林佳龍

交通部前部長、臺中市前市長

　　COVID-19 疫情爆發至今已近 3 年，在歷經痛苦的大流行「急性期」後，全球開始集體思考，如何在各領域中建立起更長期性與系統性的風險防範機制，以為下一次可能到來的瘟疫大流行預作準備。以公共衛生議題而言，此次疫情中啟動的各項科學研究、疫苗分配、全球募資，甚至緊急應變的處理機制，未來都可能轉變為長期與定型化的制度。而在世界衛生組織（WHO）中，各國更已開始起草與談判《大流行公約》，並著手修訂現有的《國際衛生條例》。在更廣泛的政治議題中，各國也開始認真關切起此次大疫情的起源調查、後續國際公衛體系改革的主導權爭奪，以及全球領導力的外交攻防戰。

　　這本由台灣醫界聯盟基金會出版的《向誰效忠？COVID-19 疫情下的全球衛生治理觀察》，是這次疫情後，第一本以臺灣的地緣政治為出發點，透過對當前全球公衛體系權力運作邏輯系統性地分析，宏觀思考這場全球大流行原因的專書。本書透過明確的問題意識：「目前的全球公衛體系究竟是向誰效忠？」點出在受到中國的

影響力之下，加上醫療過度產業化以及面臨全球醫療資源分配不均的狀況，目前全球衛生治理模式有著高度的脆弱性，若不力思改革，恐將難以應對後續再發生的大規模流行疾病。而書中為「臺灣要如何參與後大流行時代的全球衛生？」則嘗試提出以下的觀點：「在全球衛生領導力更加多元與去中心化的時代，各種由非國家、非政府、非聯合國機構主導的機制將成為新興的關鍵行為者，這對於臺灣的參與毋寧是一項利多。但與此同時，臺灣也應更積極地推送影響力，拆解長年來阻礙臺灣參與國際事務的結構性障礙（如著名的《聯合國 2758 號決議》），以為我國未來的正式參與打下基礎。」

　　事實上「健康」應是普世的基本人權，更是世界衛生組織成立的使命與宗旨。大流行揭櫫疾病的傳播是不分國界、種族與政治立場，然而我們也看到長期以來 WHO 卻因政治因素而排除了臺灣的參與。即使此次臺灣能在沒有 WHO 協助的情形下，靠著人民與政府的攜手合作來守住疫情，但面對未來的其他風險，臺灣還是有必要參與 WHO 的各項運作機制，系統性地保障臺灣國民的健康與安全，

與此同時，也應當讓全球有機會分享臺灣經驗，讓臺灣成為未來大流行的解決方案。

　　台灣醫界聯盟基金會長年來是推動「臺灣以正式會員身分加入世界衛生組織」的重要推手，本書主要作者林世嘉執行長與其智庫研究團隊，長期以來對全球衛生治理、全球衛生政治有深厚的研究經驗，自疫情爆發以來，更持續關注各項防疫機制、疫情溯源，以及全球衛生改革的方向。也因此本書的作者群，不論是理論或實務上，都是臺灣參與全球衛生治理議題中的領航者。佳龍在 20 多年前即曾邀請世嘉參加一項有關臺灣爭取參與世界衛生組織的研究計畫，至今仍與本書作者群一起用心的推動臺灣參與國際組織及活動，故樂於向各界推薦。我相信這本書能對有心參與公共衛生的國際事務，以及有興趣了解全球衛生治理議題的國人，都能帶來重要的啟發與收穫。我也期待，透過國內公衛專家以及有志之士的不斷地努力分享與積極參與，臺灣必能透過全球衛生治理的有效參與，為世人的健康做出重大貢獻。

目 次　C o n t e n t s

128

Chapter 4
大流行的系統性解決方案與「新常態」

向誰效忠？

COVID-19 疫情下的全球衛生治理觀察

Chapter
1
導讀

2019 年 12 月始於中國的武漢肺炎，最終演變至全球 COVID-19 大流行，將會成為人類歷史上難以抹滅的一筆紀錄。直到本書出版的 2022 年 9 月，大流行已經導致全球超過 6 億人確診與超過 600 萬人死亡，且根據世界衛生組織（World Health Organization, WHO）與其他研究的估計，許多中收入與低收入國家在醫療量能不足的情形下，實際上的確診與死亡病例可能遠超於此。

同時，大流行對全球民眾的健康帶來了長期的挑戰，除了染疫患者的長期後遺症（Long COVID）之外，許多全球衛生的努力如：結核病、心理健康、非傳染性疾病等，也因為大流行遭遇了嚴重的挫敗。聯合國針對永續發展目標（Sustainable Development Goals, SDGs）發表的監測報告指出，幾乎每一項健康相關 SDGs 的達成進度均被延緩，甚至扭轉倒退。

大流行不只帶來健康威脅，更揭開了人類社會治理的結構性缺陷。我們對核子戰爭、金融危機或恐怖攻擊戒慎恐懼，但對於有潛力造成同等，甚至更為巨大傷害的大流行疫情，卻未給予足夠的重視與投資。各國衛生體系始終未建立足夠的韌性與防範能力，不僅疲於因應大流行，更使其他疾病趁虛而入，形成更嚴重的負擔和傷亡。

這樣的缺陷，已經在大流行爆發後的全球檢討中被更加重視，WHO 在各國的敦促下成立了數個獨立委員會以審查全球衛生治理的不足，各方的報告最終促成了全球共識，將在 2024 年世界衛生大會（World Health Assembly, WHA）前簽訂一項「大流行國際文書」，

透過具有約束力的國際條約，促進各國更加重視大流行防範能力、「健康一體」（One Health，即衛生政策必須同時關切人類健康、動物健康與環境健康），以及即時與透明的疫情通報等。雖然大流行國際文書與公約已獲得各國共識，但公約的簽訂內容、各國的參與方式仍有待協商，而這些公約內容的實質討論，才是政治考量與操作的重頭戲。

從疫情爆發至今，我們看到了全球衛生治理中各種利益與角色的矛盾：各國一方面抨擊 WHO 回應緩慢，一方面卻拒絕採取嚴格的公衛措施對抗疫情；各國一邊強調疫苗公平性、倡議多邊主義精神，另一邊卻與藥廠透過雙邊協議爭搶疫苗；各國雖然同意簽訂大流行國際文書，卻對於文書的內容以及效力未有共識。回頭梳理這一整段屬於大流行和全球衛生治理的歷史時，將會發現在「健康福祉」的表面之下，實質包含了交錯複雜的政治與利益結構，例如：迄今仍未揭開的病毒溯源與疫情最初傳播、武漢病毒研究所的「病毒功能增益」研究與 SARS-CoV-2 病毒的關係、WHO 與中國的互動、全球防疫機制帶來的巨大政經利益等，這些問題最終都帶向了本書的核心──向誰效忠？

大流行在衝擊全球衛生治理時，我們可以從各個行為者的決策與作為來觀察疫情所及的各個國家、機構與個人，其所身處在國際政治經濟結構中的位置，以及其希望在全球治理中扮演的角色，而當我們分析這些不同的「效忠」時，也可以站在全球治理的視角，從個人利益到社會結構與政治權力等多元維度進行思考，以探討更

具效率、透明、足以防範未來大流行的全球治理制度。

　　我們不妨思考一些更具體的實例與問題：身為全球衛生領袖的 WHO 幹事長，為何在疫情中選擇更為親中並為中國辯護的態度？美國前後任總統川普與拜登，為何分別選擇退出與重回 WHO？為何眾多國家選擇購買超額疫苗，而非協助最有需求的國家？為何阿斯特捷利康（AstraZeneca, AZ）與牛津大學團隊合作研發的疫苗以極低廉成本銷售疫苗、而輝瑞公司疫苗（Pfizer-BioNTech）售價卻居高不下？

　　不同的角色因為其面對、身處的政經利益結構不同，以及個人對於自身使命的認同差異，而展現了不同的「效忠」對象，甚至出現「混亂的效忠」的情況，這將是本書試圖揭開並提供讀者思考的關鍵。

■ 個人對自身、機構與國家的「效忠」：
從病毒溯源開始的爭議

　　在 COVID-19 疫情溯源的爭議中，由 WHO 組成的國際專家團隊直到疫情爆發的 1 年後，才得以在 2021 年 3 月前往中國武漢。然而，調查團從每日行程、訪談對象、查詢數據的內容，乃至最後的報告文字都必須經由中國同意，以致其最終提出的疫情溯源報告被批評失去獨立性，而 WHO 雖於同月 30 日表示會再進行第二期調查，迄今也未有後續進展。相較於 2003 年 SARS 疫情時，時任 WHO 幹事長的 Gro Harlem Brundtland 利用外交施壓迫使中國同意 WHO 專

家團入境調查，2020 年的 WHO 對於疫情始終對中國的隱瞞與爭議，保持更為柔軟甚至屢次讚揚的態度。

為什麼 COVID-19 疫情中的 WHO 要以這種容忍的態度來換取中國的合作？或許我們能從 WHO 幹事長譚德賽（Tedros Adhanom Ghebreyesus）的身上找到端倪：譚德賽曾任衣索比亞的外交部長與衛生部長，而衣國在非洲是中國「一帶一路」政策的灘頭堡；譚德賽於 2017 年獲選成為 WHO 幹事長與中國、非洲國家的聯合支持密不可分。譚德賽「效忠」的並非是 WHO「人人享有最高水準的健康福祉」的宗旨，而是「效忠」於可以對非洲國家，尤其是衣索比亞帶來益處的會員國，甚至不禁令人懷疑，他「效忠」的是關乎於使他連任的選票，否則怎麼會在 2020 年 4 月 8 日的記者會上突然批評臺灣對他施予種族歧視的人身攻擊？此般「混亂的效忠」已經傷害了 WHO 的權威，使得許多國家要求改革 WHO 的治理透明度。

疫情溯源爭議中的效忠矛盾，並不只限於譚德賽與 WHO，WHO 派往武漢進行病毒溯源的國際專家團隊主席 Dr. Peter Daszak，被發現長年透過其領導的非營利組織 EcoHealth Alliance，將來自美國國家衛生研究院、美國國際開發署的資金補助予武漢病毒研究所，執行「病毒功能增益」（gain-of-function）的研究，該研究所正是 SARS-CoV-2 病毒溯源論中「實驗室洩漏」理論的爆發點。疫情爆發後，Peter Daszak 更主導並召集了全球 27 名專家，在 2020 年 2 月底，於全球最為權威的醫學期刊《The Lancet》（刺胳針）發表聯合聲明，譴責當時滿城風雨的「病毒非自然溯源」的主張。

美國國家衛生院過敏與傳染病研究院院長佛奇（Anthony Fauci），也在疫情期間遭質疑「向誰效忠？」美國國家衛生研究院多年來透過非營利組織向武漢病毒研究所撥款進行研究，在被美國國安體系察覺此一金流後曾短暫喊停，但仍被揭露曾在後續審查過程中「放水」，持續向具有爭議的單位提供資金。身為美國國家衛生研究院過敏與傳染病研究院院長的科學家佛奇，是向全美國人效忠？向美國國家衛生研究院效忠？抑或是向科學效忠？

前述個人與機構的「效忠矛盾」，僅僅是在大流行風暴中，許多種不同的「效忠」的一小部分，這些不同形式的「效忠」，最終將形塑了我們所看到的全球衛生治理。

※延續此議題，本書收錄以下文章，供讀者更進一步閱讀與思考：
- 病毒溯源的紛爭與全球衛生改革
- 第 74 屆世界衛生大會的全球衛生治理賽局
- 第 74 屆世界衛生大會中的 COVID-19 治理戰
- 世界衛生組織對臺灣主權採取立場的後遺症
- 從全球衛生治理看世界衛生組織的政治難題與臺灣加入的意義
- 世界衛生組織不應以「三個合作」敷衍臺灣
- 為了全球利益，臺灣應是世界衛生組織會員
- 後 COVID-19 時代的全球衛生治理：臺灣加入世界衛生組織的意義
- 2021 年全球 10 大衛生議題，臺灣如何爭取參與

■ 對地緣政治的「效忠」：
臺灣面臨的全球衛生治理格局

基於地理空間、國家之間的相對位置而形成的地緣政治競合與架構，往往主導了各個國家對於安全國防領域的政策方向，在許多情形下，甚至影響了安全政策以外的經濟、人權乃至於衛生領域的行動，舉例而言，在 2022 年 WHA，各國在表決一項「譴責俄羅斯侵略烏克蘭」的決議案時，支持與反對的雙方就明確地展現了地緣政治的分野：以美國、歐盟為首的絕大多數民主陣營國家—即會因為俄羅斯擴張而遭受安全威脅的國家均支持此項決議；反對方僅有俄羅斯及其少數盟友（包含中國）；而安全情勢並未受到俄羅斯顯著威脅的加勒比海與非洲國家，則持中立態度紛紛缺席或棄權。然而，在另外一項討論「關切巴勒斯坦被以色列佔領區域之健康情形」的決議時，美國與以色列形成的聯盟並未擴大到全體的民主陣營國家，該項決議最終在中東國家的積極投票下獲得通過。從上述案例中可以發現，全球衛生治理的「效忠」仍然受到地緣政治、安全情勢因素的影響。

這樣的地緣政治因素，對居住在臺灣的我們並不陌生。臺灣本島與中國最近的距離僅有 125 公里，而位於第一島鏈中心的位置更使臺灣成為美國太平洋戰略的關鍵，這樣的地緣架構在當前美中對抗的情勢中，又再度成為了安全、貿易、科技與經濟議題的重點，並進一步影響到我國對全球衛生治理之參與。

在每年 5 月召開的 WHA 中，友邦與其他臺灣的理念相近國，均對臺灣出席 WHA 或參與 WHO 相關事務表達支持，而疫情期間，這些國家的支持更從聲援轉為實質行動。2021 年 5 月起，臺灣宣布因疫情嚴重進入「第三級警戒」，當時我國國產疫苗、國際採購均剛起步，已經到貨的疫苗無法覆蓋足夠人口並提供保護力，但在疫情升級的 1 個月後，日本率先於 6 月 4 日宣布向我國捐贈 124 萬劑 AZ 疫苗，隨即美國、立陶宛、斯洛伐克、波蘭與捷克陸續向臺灣均贈 AZ 與莫德納疫苗，截至 2021 年 11 月，由友臺國家捐贈的疫苗合計近 1000 萬劑。

我國並非中收入或低收入國家，與其他疫情嚴重的國家相比，當時我國疫情尚未達嚴峻，醫療體系承受緊急負擔但不至失能，然而，臺灣仍然優先於許多國家，取得大量經由認證的疫苗。

我們不妨換個角度來思考此一議題：臺灣的安全與產業（尤其是以半導體為首的高科技產業）是西方各國願意出力維護的目標。尤其在中國透過如一帶一路的區域倡議政策輸出「防疫楷模」的形象時，民主國家也需要透過拉攏與臺灣的關係來制衡中國的膨脹。追根究柢而言，在各國向臺灣捐贈疫苗的背後，仍然是地緣政治格局的縮影，此格局從二戰、冷戰延續至今，並在美中對抗的情勢下，從經濟貿易再度提升為民主與威權治理的衝突。

※延續此議題，本書收錄以下文章，供讀者更進一步閱讀與思考：

- 中國如何處置臺灣入會：世界衛生組織攻防再起
- 臺美擴大合作，共創全球衛生實益
- 從美國退出世界衛生組織，析論臺灣參與策略調整
- 以戰養戰：爭取臺灣全球衛生參與空間
- 臺灣加入聯合國須突破聯合國 2758 號決議枷鎖
- COVID-19 疫情下，思考建構衛生安全戰略性產業
- 2021 年世界衛生大會，臺灣案辯論和其他健康議題
- 全球衛生治理新局勢，臺灣如何參與？
- 第 74 屆世界衛生大會：全球賽局與臺灣未來推案策略

對科學研究、經濟利益與國際關係的「效忠」：大流行倡議與治理改革

COVID-19 大流行在全球危機之外，也對科學與產業發展提供了契機。根據統計，醫藥品、疫苗的往往需要 10 至 12 年以上的時間進行研發，然而以 mRNA 技術為核心的輝瑞 /BNT 與莫德納疫苗，僅用時 8 個月取得緊急許可，AZ 疫苗則用時 10 個月，均是前所未見。在我們熟悉的輝瑞 /BNT、莫德納與 AZ 三款疫苗之外，由中國國藥與科興開發的滅活病毒疫苗，以及俄羅斯開發的「史普尼克 5 號」疫苗，則廣泛地在兩國及其盟友境內接種。

美國在疫情早期的 2020 年 4 月，即啟動了加速疫苗研發的「曲速行動」（Operation Warp Speed），此一公私合作夥伴的規模與資金實屬罕見，除投入至少 100 億美元之外，更納入了政府部門如疾病管制局、食品藥物管理局、國家衛生研究院、國防部等，並邀請私人企業如嬌生、牛津 /AZ 團隊、莫德納、默克等眾多單位參與。此計畫由公部門提供關鍵研究成果（如後來成為主流的 mRNA 疫苗技術）與資金，協助私人企業加速疫苗的研發和試驗，當研究有初步成果後，政府再對疫苗的審查、批准、製造和分配提供必要的協助甚至加速。

　　「曲速行動」最終如其取名所致敬的對象—科幻影集 Startrek 中的超光速航行技術，使以莫德納為首的多款疫苗以前所未有的速度上市，更讓美國在其全球疫苗的援助行動中保持了重大的影響力，也為其「疫苗外交」（Vaccine diplomacy）奠基穩固基礎。此外，中國與俄羅斯同樣也注入大量國家資源布局疫苗並加入疫苗外交行列。就此而言，我們仍能看到，政治因素推動了商業利益與科學研究的發展，並在主導疫苗行動的各個國家意志之下，透過單邊行動的方式，形塑了疫情時代，乃至於後疫情時代的全球衛生局勢。

　　但與此同時，由 WHO 主導的多邊行動，也成為了大流行中的重要的行動者。WHO 於 2020 年 4 月宣布啟動「COVID-19 工具加速器」（Access to COVID-19 Tools (ACT) Accelerator，下文稱 ACT 加速器），此一國際倡議由 WHO 領導，旨在促進全球加速研發、製造和分配各種對抗大流行的醫藥品，並強調必須以公平作為最核心

的原則。ACT 加速器包含疫苗、藥品、檢測與衛生體系強化四大支柱，其中疫苗支柱則以「COVAX」的名稱更廣為人所知。ACT 加速器是 WHO 歷來規模最大、最野心勃勃的一項計畫，迄今已經協助 40 個低收入與中收入國家啟動疫苗接種、向 145 個國家提供 14 億劑 WHO 審查通過的疫苗、提供 1.5 億份檢測試劑、提供價值近 2 億美元的氧氣與藥物治療等等。

然而，ACT 加速器終究與其他眾多國際合作的先例一般，面臨了「集體行動的困境」，即個別行動的理性算計，無法集合形成更廣泛的集體利益。也就是說，當 WHO 以「公平」和「需求」做為提供援助和資源的最重要考量時，意味著「有能力的人要照顧弱勢」，而有能力貢獻的國家，往往不會成為 ACT 加速器的最優先援助對象，且這樣的作法減弱了以「自身國民優先」的國家向多邊倡議提供資金的誘因。「國家利益優先」的責任與「確保全球公平」的義務間的效忠矛盾，使 ACT 加速器在 2021 到 2022 的雙年度約 168 億美元的預算中，迄今僅有 19 億美元到位，資金缺口高達 150 億美元。

WHO 與各國也注意到了這種「越訴求公平，卻越難以達成公平」的結構性困境。自 2020 年第 73 屆世界衛生大會（WHA73）以來，WHO 即成立了數個獨立委員會，以審查疫情中各國、WHO 乃至於現有的全球衛生治理架構的缺陷，各項報告最終在 2021 年第 74 屆世界衛生大會（WHA74）以及同年底舉辦的 WHA 特別會議中形成共識，各國將簽訂一份「大流行國際文書」，透過具有約束力的條款，強化各國通報疫情、投入國際合作的義務。在 2022 年第 75

屆世界衛生大會（WHA75）中，各國也達成共識，將對現行的《國際衛生條例》展開修訂，儘管討論議案時，由美國提出堪稱激進的修訂案未獲得通過（美國的提案賦予 WHO 在風險通報、入境調查、審查合規等議題上相當高的權限，WHO 可以在未獲得當事國同意的情形下，逕行向全球通報風險並採取必要措施），但各國也同意要對現行各項條例進行系統性的檢視並修改。

WHO 的改革能否成功、能否避免落入「越訴求公平，挑戰就越嚴重」的困境，並達成「除非每個人都安全，否則沒有人安全」的願景，使 WHO 的領導力能對抗甚至扭轉當前的現實主義外交典範，將是後疫情時代的全球衛生治理核心議題。

※ 延續此議題，本書收錄以下文章，供讀者更進一步閱讀與思考：
● 臺灣無法參加全球疫苗機制，恐為孤兒
● 臺灣將被「全球大流行公約」排除在外
● 世界衛生大會前夕，美國兩布局重回治理核心
● 觀測 2022 年世界衛生大會五大重點
● 第 75 屆世界衛生大會最大的收穫：聯合國 2758 號決議正視聽
● 誰掌管全球衛生，美國或世界衛生組織？
● 第 75 屆世界衛生大會中的健康與政治
● 大流行中的國際機制：ACT 加速器和其他倡議

- 大流行的系統解決方案：獨立審查委員會、大流行國際公約與世界衛生組織治理改革
- 與疫共存下的全球公共衛生策略
- 因應不可逆轉「New Normal」，臺灣準備好了嗎？
- 與疫共存：去中心化及賦權的防疫共治

向誰效忠？

COVID-19 疫情下的全球衛生治理觀察

Chapter
2

大流行與全球衛生治理

病毒溯源的紛爭
與全球衛生改革

林世嘉 財團法人台灣醫界聯盟基金會執行長
【2021 年 6 月 30 日刊登於遠景基金會】

　　全球針對 COVID-19 病毒溯源之爭論持續延燒，眾多「陰謀論」、「機密資料」甚囂塵上，固然凸顯溯源調查「政治性」的一面，但從幾份 WHO 專家調查團報告、第 74 屆世界衛生大會決議及科學家連署聲明等文件中，依然證明溯源調查有其「科學意義」，且透過了解病毒的起源與爆發的傳播鏈，將能協助全球更好的因應未來潛在的疫情。

■ 病毒溯源的政治意圖

　　早在 2020 年疫情於全球大規模爆發時，國際即有「要求 WHO 派員赴中國調查病毒起源」的呼聲，但當時此舉大多被認為是在「甩鍋」，以排解各國防疫政策失當的國內民怨壓力。

　　病毒溯源調查除了成為各國轉移政治壓力的抒發管道，在疫情最嚴重的美國，也成為了政黨政治角力的工具。儘管前屆川普政府

一再強調「實驗室洩漏」為病毒的可能起源，必須加以重視和研究，但是在川普的國際政治印象不佳（例如退出 WHO）、國內民眾的反感（種族歧視、不尊重科學等印象）的情況下，其呼籲並未獲得重視。

但在川普卸任，新任美國總統拜登（Joe Biden）上臺之後，美國白宮於 2021 年 5 月 26 日發表聲明，指出拜登早在 2021 年初即要求情報機關調查疫情之起源，而在 5 月收到第一份報告後，因為「情報單位內部對於病毒起源存在分歧」，更下令必須要在 90 日內，提出更加詳盡的報告。

從拜登政府重啟病毒起源調查的時機，可以再度看到病毒溯源調查「政治性」的一面，美國國內疫情已初步穩定，且正在透過疫苗外交重回國際局勢，此時再提病毒溯源調查，不僅可強化國內與國際對拜登抗中的印象，又能凸顯川普執政的無作為與無能。

而在 2021 年 6 月 13 日七大工業國集團（Group of Seven, G7）發布的聯合公報中，提及需「調查、報告和因應來源不明的疫情」，並要求 WHO 召開「第二階段的病毒溯源調查」，WHO 幹事長也於 G7 會期表示，在 WHO 專家團隊赴中國調查期間，因中國並未「充分合作」，使專家難以取得疫情之原始數據。此舉亦被外界猜測是為 2022 年 WHO 幹事長連任選舉布局。

■ 深層政府運作的各種傳聞

早在疫情爆發之初，武漢病毒研究所即一直是「實驗室洩漏」論的核心。除了該所過去曾採用蝙蝠身上的冠狀病毒，執行「病毒

功能增強」（gain-of-function）研究外，美國的情報單位指出，2019年11月時，有3名武漢病毒研究所負責冠狀病毒研究的工作人員，罹患了和COVID-19症狀相當類似的疾病。而在2012年，6名為武漢病毒研究所於雲南採集蝙蝠糞便樣本的礦工，也曾罹患類似的疾病。這些傳聞皆加劇了武漢病毒研究所「洩漏病毒」的疑慮。

2020年2月29日來自8個國家的27名專家，於全球知名醫學期刊《The Lancet》（刺胳針）發表聯合聲明，強烈譴責「病毒為非自然起源」的主張，自該篇聲明起，「實驗室洩漏」論的聲浪便沉寂下來。

然而，該篇聯合聲明亦不無可疑之處，一方面試圖對科學研究方向下「指導棋」，違反科學開放求證的精神；另一方面，非政府組織「美國知情權」（USRTK）透過美國資訊自由法所取得的電子郵件中，發現該篇聲明的主要執筆人為Dr. Peter Daszak，其長年領導的非營利組織EcoHealth Alliance多年來將美國國家衛生院、美國國際開發署之捐款，補助予武漢病毒研究所進行病毒功能增強研究。然而Dr. Peter Daszak並未列名第一作者，也未揭露其利益關係，甚至還成為2021年2月WHO病毒溯源國際專家調查團的一員（而非其他由美國官方提名之專家）。

2021年6月4日，原本大力反對病毒起源為實驗室洩漏的美國國家過敏與傳染病研究院院長佛奇（Anthony Fauci），公開呼籲中國應公布武漢病毒研究所3名人員及6名礦工的醫療紀錄，認為這些紀錄可能為武漢肺炎起源提供重要線索。然而，佛奇也是病毒溯源風暴的一份子，其所任職的美國國家研究院，多年來透過前述EcoHealth Alliance補助武漢病毒研究所進行病毒功能增強研究，即

使在歐巴馬執政時被國安體系制止中斷後，美國國家衛生研究院仍有在審查時「放水」的紀錄。

另外，亦有報導指出，川普執政時期便曾進行「實驗室洩漏」論的調查，該調查由美國前副國家安全顧問博明（Matthew Pottinger）主持，但在調查完成之際，卻有國務院的工作人員警告長官「不要打開『潘朵拉的盒子』」，據美國羅格斯大學（Rutgers University）化學與化學生物學董事會教授 Richard Ebright 指出，除了武漢病毒研究所外，有另外兩個實驗室，分別位於德克薩斯州加爾維斯頓（Galveston）和北卡羅來納州教堂山（Chapel Hill），正在進行類似的研究。不禁令人聯想，其實美國內部也一直在做蝙蝠病毒研究，在川普執政時被發現，擔心被甩鍋回美國。

WHO 專家小組報告的缺失

病毒溯源的工作一直受到重重阻礙，根據 2020 年 5 月通過之 WHA73.1 號決議文成立的「WHO 病毒溯源小組」直到 2021 年 1 月 14 日至 2 月 10 日才真正得以進入武漢進行實地調查，且從團隊成員、調查行程乃至於成果報告，皆是中國「放行」後才得以公開。

調查團於 2021 年 2 月 9 日在中國召開記者會，強調「特定中間宿主向人類的傳播」為最有可能的病毒起源，其次依序為「動物向人類的直接傳播」與「食品冷鏈的傳播」，而「實驗室洩漏」則被評估為「極度不可能」（extremely unlikely）。在調查團於 2021 年 3 月初發表報告正文後，引起了大量的爭議。

2021 年 3 月 30 日 14 個國家政府發布聯合聲明，以及 2021 年 5 月 14 日 18 名全球知名科學家在《Science》期刊發表聯名信，皆指出調查團報告的不足。科學家認為，該份報告不僅未對各項假說的驗證方式、參考資料與評估標準詳實說明，因而更凸顯了「實驗室洩漏」的假設，必須與其他假設一視同仁、進行資料分析的重要性。

■ 病毒溯源的全球衛生改革意義

在此議題已經高度政治化之時，爭議也帶來了機會，各國均認為必須對 WHO 進行更為基礎性的改革。

2021 年第 74 屆世界衛生大會決議，將在同年 9 月中召開一項開放給所有 WHO 會員國申請加入的「WHO 公共衛生緊急事件防範因應會員國工作小組」，工作小組的目的是審議 WHO 近一年來成立的各個 COVID-19 獨立審查委員會的報告，並討論如何落實這些報告與建議，以改革全球公共衛生緊急事件的因應能力。

此外，大會也通過決議，於 2021 年 11 月召開「WHA 特別會議」討論即將訂定的「全球大流行公約」，此公約將用來補充既有的《國際衛生條例（2005）》、強化全球大流行的防範和因應能力，並且提升全球衛生治理的透明程度和課責程度。

對於臺灣而言，須判讀病毒起源爭論中的「政治意涵」與「科學意義」，利用從疫情起源議題開始的全球衛生治理的改革浪潮，去爭取加入更多元的相關多邊機制，甚至爭取成為公約締約方，將是擴大臺灣全球衛生參與、擴大臺灣外交空間的重要行動方向。

第74屆世界衛生大會的全球衛生治理賽局

林世嘉 財團法人台灣醫界聯盟基金會執行長
吳宜瑾 財團法人台灣醫界聯盟基金會全球衛生研究中心主任
丁威名 財團法人台灣醫界聯盟基金會全球衛生研究中心副研究員
【2021年5月25日刊登於思想坦克】

　　即便在 COVID-19 疫情的全球因應中備受爭議，世界衛生組織（World Health Organization, WHO）仍然是全球衛生治理中不可或缺的重要角色。每年5月在瑞士日內瓦召開的世界衛生大會（World Health Assembly, WHA），更是備受矚目的全球衛生治理殿堂。本文將以變革中的全球衛生治理與全球衛生政治的角度切入，介紹第74屆世界衛生大會（WHA74）中的政治角力。

變革中的全球衛生治理環境

　　當今全球衛生的變革有幾點特色：（一）多元的行為者；（二）去中心化的治理；（三）去西方／去殖民化。

　　首先，國家不再是全球衛生治理中的唯一行為者，「非國家行為者」（Non-state Actors, NSAs）的重要性與影響力甚至超越

單一國家，例如比爾蓋茲與梅琳達基金會（Bill & Melinda Gates Foundation）目前是 WHO 第二大的資助者（僅次於美國），其提供給 WHO 的資金，從 2000 年成立的 10 億美元到上升 2020 年將近約 60 億美元，並且在小兒麻痺根除、瘧疾防治等工作中，具有全球領袖的地位。

另一種興起的影響力是公私合作夥伴（Public-Private-Partnership, PPP），舉例而言，目前主導全球疫苗公平分配的多邊機制 ACT 加速器，即由 WHO、國際組織、各國政府及製藥業者共同合作成立，負責全球在 COVID-19 的診斷、藥物、疫苗及衛生體系之研發與分配。雖然當前 ACT 加速器仍面臨國家支持力道不夠、資金缺乏、藥廠傾向優先以雙邊協議販售予高收入國家等困境，但 ACT 加速器已經是人類歷史上研發速度最快、參與國家最眾、募集資金最多的全球衛生機制，在 WHO 獨立委員會提出的報告中，也認為 ACT 的成功運作，是值得全球衛生治理持續借鑑與應用的模範。綜上而言，多元行為者的出現，使原本「以國家為中心」和「以 WHO 為中心」的治理生態開始轉變，慈善機構、區域組織、私人企業在全球衛生因應上的角色也越來越重要，更值得注意的是，近年來發展中國家的衛生議題「領導力」的持續上升，例如：非洲聯盟（African Union）成立的非洲疾病管制中心（Africa CDC），強調以非洲國家為本位對抗疫情，並確保在非洲執行的醫療研究是基於非洲人民的利益且由非洲研究者主導，其在疫情中的表現甚至超過許多歐美先進國家，而 WHO 幹事長譚德賽曾任衣索比亞衛生部長，上任後也

任命了多位來自發展中國家的衛生專家擔任 WHO 重要官員或是顧問職位，此外，近年的 WHA 議程中，由發展中國家提案、帶頭協商決議草案的數量更為數眾多。在 WHA74 中，即可以看到上述介紹的眾多趨勢。

■ 發展中國家積極爭取全球衛生「公共財」

健康不平等無庸置疑是迫切且重要的全球衛生議題，而觀察近年 WHO 會議中的各國發言，可以發現發展中國家強調的不平等更關注「疫苗、藥物、物資的全球分配不平等」，相較之下，已開發國家則更專注於「如何因應國內的健康不平等」，或轉而強調衛生體系的其他面向。這樣的差異，可於各國在 WHA 議題的討論中一覽無遺。

在 WHA74 的議程「13.4 公共衛生、創新與智慧財產權全球策略與行動計畫」的討論中，許多開發中國家發言表示，疫苗必須是全球公共財，不論國家發展程度，均應該平等分享研發成果。開發中最擔心疫苗的採購和分配從原本規劃由全球募款、公平分配的「群眾募資」，變成先進國家高價搶購、私下訂定雙邊協議的「私相授受」，這將使開發中國家落入既沒錢搶購疫苗，也缺乏能力生產疫苗的嚴峻困境中。在這樣的背景下，衣索比亞提出一份決議草案，要求 WHO 協助低收入與中收入國家建立自產藥物疫苗的能力，希望讓窮國擺脫依賴強國進口疫苗藥物的枷鎖，然而這份提案在有關「與貿易有關之智慧財產權協定」（TRIPS）方面受到了某些先進國家的

質疑，因此在最終的版本中，已刪除了有關豁免智慧財產權的段落。

在議程「13.3 擴大取得癌症、罕見疾病與孤兒病之醫藥品」中，也可以看到類似的爭議。在 2021 年 1 月 WHO 執行委員會針對此議題的討論中，波札那強調，癌症所造成的死亡率在非洲地區快速增長，雖然已經有體內診斷檢測技術及一些先進療法在已開發國家上市流通，但非洲國家卻仍難以負擔；孟加拉也表示，許多疾病在已開發國家是罕見，但在開發中國家卻十分常見，然而這些疾病被長期忽視，或是以高昂的價格販售。

美國則表示，擴大癌症藥物的取得確實重要，但呼籲也應注意癌症治療的其他環節。言下之意，與其討論是否用更低廉的價格向發展中國家提供先進療法，不如先確保這些國家具有足夠的醫療設備、場域及人力來正確且安全地使用這些技術。日本也發言表示，醫藥品的公平取得是重要議題，但是智慧財產權的保障仍是重要的研發誘因。

顯而易見的，當發展中國家倡議讓醫藥品成為公共財、提升藥物可負擔性的同時，握有主要國際大藥廠生產能力及專利的先進國家，則呼籲重視智慧財產權、研發誘因，並強調注重個別衛生體系能力等其他要素。

■ 已開發國家爭搶「遊戲規則制定」先手

相較於開發中國家爭取更多的資源，已開發國家更關注於如何

在尚未制定規則的領域，制定出最符合自己利益的規則。

美國過去在全球衛生治理中制定遊戲規則的影響力甚鉅，然而在前述全球衛生環境的變革中，加上前美國總統川普在全球衛生的消極作為，已讓其他有野心的國家（包含中國）趁虛而入，尤其是歐盟國家更是優先在美國揚言退出 WHO 之時，於第一時間表達了對於多邊合作的承諾，肩負了重振士氣的重擔。

由歐盟理事會（European Council）倡議簽訂具約束力的「全球大流行條約」，獲得了 25 個國家領袖與 WHO 幹事長的附議，有望成為全球衛生界繼《菸草控制框架公約》後，第二個具有約束力的國際公約。然而由歐盟領銜的此倡議，也可以預見將受到美國等其他非歐盟先進國以較謹慎的態度審議之，發展中國家亦憂心難以落實條約內容、因無法落實義務遭受懲罰而表示反對。

WHA74 另一個火藥味十足的議題，是「13.7 醫療器材命名標準化」。為了統一各國對於醫材的命名，WHO 從現行的 4 套系統中，「內定」了歐盟採用的標準（National Classification of Devices, CND），WHO 認為 CND 系統的透明、免費、易用等特色更適於 WHO 於此議題的願景。然而 CND 與美國、加拿大、澳洲及許多國家所使用的標準不同，這些國家往往使用由醫藥品廠商研發，且使用的國家必須付費的系統。因此在執行委員會中，美國發言關切貿然應用此一標準可能造成國際的混亂；加拿大則指出，此議題的透明度與參與並不足夠，應該要納入各國監管機構、國際論壇、企業代表各界對於標準化系統的意見。相較之下，發展中國家在此爭議

上顯得插不上話，非洲國家代表僅指出，並不了解這個議題和影響層面，敦促 WHO 召開協調和說明會議。

全球衛生治理新時代：臺灣應爭取多元參與管道

當更多元的非國家行為者參與全球衛生治理的賽局、當 WHO 與國家不再是全球衛生治理唯一握有決策力與執行力的角色、當更多的發展中國家在談判桌上發揮影響力、當 COVID-19 疫情凸顯當前的全球衛生治理需要改革之時，全球衛生治理的新世代儼然到來。

在全球衛生治理重新「洗牌」的局勢中，強調公私夥伴的全球衛生治理趨勢，對臺灣而言則提供了更多元的參與空間。雖然臺灣的國際參與長期被中國操縱為國家地位問題而處處受到打壓，但在去中心化的全球衛生治理生態中，強調的是多元「合作夥伴」而非國家「領導」。當國家不再是唯一重要的角色時，臺灣透過民間組織、學術單位、私部門參加全球衛生合作的機會亦更多元。舉例而言，COVAX 公私夥伴機制提供了多元參與的空間，在不需要以「聯合國會員」為參與條件的情況下，臺灣也能透過此機制採購疫苗。COVAX 不會是全球衛生最後一個夥伴機制，未來臺灣亦應爭取至少比照 COVAX 模式參與。

此外，WHA74 也討論非國家行為者如何更有效果的影響 WHA 的討論，臺灣公衛醫療專業團體參與多年的國際性專業組織（例如世界醫師會、世界護理師學會、世界醫學生聯合會等），將在 WHO 的治理中扮演越趨有影響力的角色，持續支持國內專業團體的國際

事務經營，尤其是培養年輕衛生外交人才，應是我國專業參與全球衛生事務的核心領域之一。在關注發展中國家經驗的全球衛生研究趨勢中，亦應鼓勵國內公衛醫療學者與發展中國家學者共同發表期刊論文，經營我國與發展中國家的公衛醫療專業對話，累積發展中國家的專家人脈。

臺灣需以「多元合作」及推動「包容性」作為共同理念，與理念相近國一起重塑全球衛生框架，來讓全球衛生治理的「遊戲規則」更能讓臺灣參與、更能讓臺灣提供貢獻，最重要的是，更符合臺灣的利益與民眾福祉。

第 74 屆世界衛生大會中的 COVID-19 治理戰

林世嘉 財團法人台灣醫界聯盟基金會執行長
吳宜瑾 財團法人台灣醫界聯盟基金會全球衛生研究中心主任
丁威名 財團法人台灣醫界聯盟基金會全球衛生研究中心副研究員
【2021 年 6 月 3 日刊登於思想坦克】

第 74 屆世界衛生大會（WHA74）共審議了 34 項議題，通過 16 份決議與 15 項決定。雖然各議題重心仍圍繞在 COVID-19 情境下進行討論，但也不乏包裝在健康議題下的政治爭吵。此外，從各區域與各國的發言中，更凸顯 COVID-19 大流行衍伸而來的地緣政治戰場，在「團結終結疫情」這般理想主義的共同口號底下，各國基於現實主義的「我國優先」仍是實際的運作法則。

包裝在「健康議題」下的政治爭吵

WHA74 期間，幾個國家因為雙方政治議題吵得不可開交，韓國、中國抗議日本排放核廢水造成健康危害，日本則表示此一決定是經過國際標準及國際組織審查的結果；烏克蘭指控被俄羅斯佔領的克里米亞半島人民健康受到危害，俄羅斯則反駁該地區動亂屬於

烏克蘭內戰；委內瑞拉指控美國制裁違反人道原則，使其國人民健康權受損，美國則指控委內瑞拉代表團是非法政權；亞美尼亞指控亞塞拜然進行恐怖攻擊使當地人民健康堪慮，亞塞拜然則宣稱堅守和平原則。

由此更凸顯，WHA 本就充滿著政治性的發言，各國為特定政治意圖爭取最符合自己國家利益的方案，即是 WHA 的本質。那些所謂「臺灣參與案」使健康問題政治化的批評，僅是反對該案的藉口。

■ 聚焦疫苗公平性

當前各國皆有共識「疫苗是終結疫情的關鍵」，因此，疫苗分配的公平性依然是爭論重點，非洲地區、東地中海地區、東南亞地區國家多次發言強調「疫苗必須是全球公共財」。然而，根據 2021 年 5 月 25 日幹事長顧問（Senior Advisor）Dr. Bruce Aylward 的報告，旨在推動全球 COVID-19 疫苗研發與公平分配的 COVAX 機制，截至 2021 年 6 月，已提供全球 123 個國家共 7200 萬劑疫苗；相較之下，根據 Our World In Data，美國已施打 2.94 億劑、全球已施打 18.7 億劑，代表著世界各國大部分施打的疫苗並非透過 COVAX 機制獲得。奈及利亞與象牙海岸共和國，紛紛代表非洲集團於大會中指出，目前非洲國家只取得全球 2% 的疫苗，盼落實疫苗的公平分配。WHO 幹事長譚德賽於開幕致詞中表示：「目前僅有 10 個國家的疫苗接種率超過 70%，製造疫苗的幾個國家，不應該掌控其他國家的命運與民眾健康。」

當握有疫苗專利的大國，已經開始對低風險族群施打疫苗，而貧窮國家的高風險人群仍暴露在危險當中，尤其美國與韓國「疫苗換晶圓」的協議，更凸顯大國將疫苗作為戰略資源，透過疫苗外交進行利益交換的做法，更讓貧窮小國憂心沒有足夠本錢進行利益交換，或需要犧牲極大成本換取疫苗。

▌臺灣該支持智慧財產權豁免案嗎？

發展中國家引頸期盼的是 COVID-19 疫苗、診斷工具與藥物「智慧財產權的豁免」，該項提案（COVID-19 intellectual property waiver）最早於 2020 年 10 月由印度與南非在世界貿易組織（WTO）提出，引起超過 100 個國家支持，然而遭到美國、歐盟、加拿大、日本、挪威、英國、瑞士等國家反對，臺灣也於此案中表達反對立場。

對於尚未有國產疫苗，但具備高品質醫療與生物製劑製造技術的臺灣來說，在此案採取支持豁免的態度，應較為符合國民利益。然而，就外交利益考量而言，亦不難想像，需要美國、日本、英國、德國、加拿大等 G7 大國在 WHA 幫忙講話的臺灣，在其他國際議題上亦須配合這些大國的立場。

2021 年 5 月初，美國總統拜登突然轉向支持此豁免案。保持觀望或反對態度則主要為以德國領銜的歐洲國家，認為專利豁免並非是擴大疫苗製造的最好方式，即使專利豁免成案，中低收入國家仍會面臨生產能力、生產設備與原料短缺的困境，而無法在第一時間因應全球疫苗短缺的問題。

在此背景下，WHA74 通過一份決議，支持強化各國自產藥物及疫苗的能力，並確保這些國家有能力保存、運送並正確使用疫苗、檢測試劑與藥物。另一方面，有關智慧財產權豁免的爭議，戰場則移回 WTO，WTO 是臺灣少數可以正常參與的國際組織，在 2020 年 10 月的表態中，臺灣選擇反對，那麼在下一次的表態中，臺灣做好以國民利益為優先的立場選擇了嗎？

■ 臺灣在全球 COVID-19 治理的角色定位

自 2021 年 5 月中後臺灣疫情節節升溫，「校正回歸」凸顯檢測塞車、激增案例考驗醫療體系的應變與分流、假新聞資訊戰頻起、民眾與前線人員的心理健康、疫苗猶豫及疫苗不足的恐慌等種種挑戰。這正是自 2020 年來，許多疫情嚴峻的國家已經經歷並造成其社會經濟極大損害的深刻教訓。正如同負責審查 COVID-19 全球防疫作為的獨立專家小組「疫情整備及因應獨立調查小組」（Independent Panel for Pandemic Preparedness and Response, IPPR）指出：「沒有任何一個國家妥善且快速地因應疫情」，便道出防疫治理的困難。

然而，這些經驗教訓與最佳做法，早在 2020 年開始，便透過 WHO 的會議與 WHA 不斷傳遞。而被排除在大部分 WHO 活動的臺灣，一方面缺乏與國際互動的正常管道，另一方面長期於疫情中「天助自助者」的過度自信，因此錯失許多學習他國經驗的機會，使當時疫情治理上出現三大缺口：疫苗、快篩試劑、重症處理。

在疫苗的供應與分配當中，臺灣不像美國等大國可以用國家財

力與軍事力量砸出疫苗,因此採取多邊、雙邊及自產等多元並用的途徑來分散風險是為妥當。然而,COVID-19 不會是全球最後一個大流行疾病,疫苗已成為各國重要的國家戰略資源。當美國總統拜登聲稱要成為全球的疫苗軍火庫的同時,臺灣是否做好準備,在疫苗戰略鏈上佔有一席之地?臺灣要以疫苗輸出國自許,或是投資於更擅長的代工與製造,抑或以其他戰略資源換取疫苗輸入,勢必為當前國家戰略性投資的重要思考方向。

此外,隨著各國疫苗施打率提升而解封,並逐步邁向新常態生活,如何讓社會學習與病毒共存,更是臺灣已應思考並部署的議題。英國政府於 2021 年 4 月宣布免費提供民眾每週 2 次的側流式分析套組(lateral flow kits),民眾可於檢測站與藥局取用,篩檢後 30 分鐘內就可得知結果。透過大範圍快篩可以掌握疾病的盛行率,更是病毒流感化後,使民眾自行掌握健康狀況,由全民建立防疫監測網的可行之道。當更多國家皆靠快篩作為監測疫情的必備工具時,未來在國際旅行互通之際,除了施打國際認可的疫苗之外,國內篩檢比例亦可能是各國評估旅遊風險的考量因素之一。

雖然臺灣不幸地透過疫情升溫的方式與國際疫情「接軌」,然而卻也提供臺灣重思防疫策略及與各國合作的機會。臺灣於疫苗外交中的利益為何?臺灣於防疫戰略物資產業鏈上的角色與定位為何?臺灣如何採用國際共識且認同的防疫政策使臺灣人於國際旅行不受阻礙?應從現在開始思考布局,並於下一次大流行來臨之際,在全球疫情的治理中,發揮更多影響力。

世界衛生組織對臺灣主權採取立場的後遺症

林世嘉 財團法人台灣醫界聯盟基金會執行長
吳宜瑾 財團法人台灣醫界聯盟基金會全球衛生研究中心主任
丁威名 財團法人台灣醫界聯盟基金會全球衛生研究中心副研究員
【2020 年 2 月 8 日刊登於蘋果日報新聞網】

　　面對 COVID-19 疫情的國際關注，世界衛生組織（WHO）持續發表疫情概況報告向會員國說明。截至 2020 年 3 月 16 日的報告中，將疾病案例區分為「發生於中國的案例」以及「中國以外的國家所發生之案例」，而臺灣無論在地圖或統計表中皆被列為中國的一部份，以「中國直轄市臺北」（Taipei Municipality China）、「臺北及周遭地區（Taipei and environs）」或「中國臺北」（Taipei, China）之名稱記錄在報告中。此舉不僅顯示 WHO 逾越其職權，順應中國要求對臺灣地位採取政治立場，實際上更會為臺灣民眾帶來直接且嚴重的傷害。

　　在 WHO 第 146 屆執委會會議「緊急衛生事件」的議項討論中，臺灣被排除在 WHO 體系的議題再次浮上檯面：包含史瓦帝尼、巴拉圭、瓜地馬拉、海地、宏都拉斯、諾魯、馬紹爾群島、聖克里斯多

福及尼維斯在內的友邦，乃至於美、日、德、英、澳、紐、比利時等友好國家，或是直接提到臺灣，要求 WHO 對臺灣提供完整即時的資訊及協助；或是間接地指出希望 WHO 應當採取更為包容性的行動。但面對會員國對臺灣的關切，會議主席僅強調「執委會應討論技術性議題」，並讓中國代表進行「臺灣參加世界衛生組織只是政治操作」的答辯，WHO 緊急衛生計畫主任僅表示「在 COVID-19 的工作中，WHO 同時與臺灣和中國的專家保持密切聯繫」。

儘管中方指責臺灣進行「政治操作」，但在因應武漢肺炎的過程中，我們卻能夠看到中方與 WHO 間更為明顯的斧鑿痕跡。在疫情爆發之初的 2019 年底，中國政府刻意壓制相關新聞與輿論，而幹事長在疫情失控，由 WHO 認定 COVID-19 為「國際關注公共衛生緊急事件（PHEIC）」後表示，「讚賞中國對疫情之處置」、「仍不建議對中國進行貿易與旅遊上的限制」，並將臺灣視為中國的一部分，疫情概況也併入中國轄下計算。

臺灣的行政、司法與外交從未隸屬於中國自不待言，我國衛生體系與醫療制度更是完全不受中國政府的指揮與影響。臺灣與中國在面對疫情時，所承受的壓力、須處理的風險和防止疫情傳播所採用的行動更是截然不同。WHO 有失專業地忽略兩個衛生體系的差異，將使臺灣民眾在境外遭受不必要的歧視和汙名，更可能誤導各國在遵從 WHO 指引處理疫情時，將臺灣與中國的人民視為同一防疫等級，而使臺灣遭受不必要的社會與經濟損害。

此外，同屬於聯合國體系的國際民航組織（ICAO），更是在疫

情爆發之後，拒絕向我國提供任何與疫情相關的班機資訊。當臺灣無法針對來自疫區的旅客投入更多資源進行檢疫時，每日從臺灣出入境的 10 餘萬民眾也就暴露在疾病的風險之中。被國際組織孤立的臺灣，靠著第一線人員夜以繼日的工作，全心全力地捍衛臺灣不被疫情傷害，但若臺灣可以加入國際組織機制與平臺的運作，我們的防疫工作不僅事半功倍，還能有更多心力幫助國際。

聯合國體系中的政治角力與操作，不只是呈現在書面上的文字與稱謂，而是會深切和實質地影響民眾的權益乃至於生命安全。在臺灣在堅守疫情入侵的同時，也持續爭取在國際體系中的參與，努力讓國際認識到臺灣並非中國的一省，與此同時更應培養在衛生與各個領域之外交人才，強化在聯合國專業機構中的參與及能見度。此外，也應強化和先進民主國家的合作，聚集更多挺臺力量，扭轉臺灣長年被忽視與打壓的現狀。

從全球衛生治理看世界衛生組織的政治難題與臺灣加入的意義

林世嘉 財團法人台灣醫界聯盟基金會執行長
【2020 年 2 月 9 日刊登於思想坦克】

　　隨著 COVID-19 疫情全球爆發，臺灣被排除在世界衛生組織
（World Health Organization, WHO）引起國際高度關注，除了在
2020 年第 146 屆 WHO 的執行委員會開議前，日本首相安倍晉三、
加拿大總理杜魯道（Justin Trudeau）紛紛公開支持臺灣參與 WHO。
在執委會期間，史瓦帝尼、巴拉圭、瓜地馬拉、海地、宏都拉斯、
聖克里斯多福及尼維斯、諾魯及馬紹爾群島 8 個友邦發言挺臺。此
外理念相近國家則包括美國、日本、德國（代表歐盟 27 個會員國）、
英國、澳大利亞、紐西蘭及比利時。

　　然而，即便臺灣議題引起會員國的高度關切，WHO 仍舊以「執
委會應具焦於技術性議題之討論」的方式「政治化」臺灣議題，
不正面回應如何與臺灣在 COVID-19 防疫上進行合作、是否提供臺
灣即時資訊等問題。針對 WHO「友善中國」的發言，被各界質疑

WHO「聽命於中國指揮」。作為一個在世界運行 70 年以上歷史的國際性衛生組織，WHO 的發言與決策是「專業指導政治」抑或是「政治凌駕專業」呢？

■ WHO 的全球衛生治理困境：代議政治的難題

國際間各國彼此於衛生議題合作與協調而形成國際性聯盟或全球制度結構，從 1920 年國際聯盟衛生組織（LNHO）到 1948 年世界衛生組織（WHO）的成立皆顯示各國對於透過國際組織來處理衛生議題的需要。隨著公共衛生治理的範疇包羅萬象，除了處理疾病防治議題，更擴大涉入其它社會與環境健康決定因素，例如貿易問題、氣候變遷問題、經濟發展問題、教育問題、文化問題，甚至政治問題等，WHO 被會員國賦予的期待亦越來越多。

然而，WHO 究竟是「專業指導政治」抑或是「政治凌駕專業」，一直是矛盾的問題。一方面，WHO 由會員國組成，就代議政治的體現而言，會員國選出幹事長並託付其相當的權力組成專業團隊，理應為會員國服務，且不應違背會員國的要求；另一方面，受委託的幹事長及組織，係被認為擁有足夠的專業可以處理複雜的全球衛生問題，WHO 被期待依科學證據及專家建議進行決策，必須中立地達成其宗旨與使命。

各國利益與 WHO 職責的衝突，導致全球衛生治理的困難，例如推動《菸草控制框架公約》（FCTC）符合 WHO 的專業職責，然而卻因為各國政府受到菸草業者嚴重抗議，而導致實際落實窒礙難

行；又如日前 WHO 宣布 COVID-19 為「國際關注公共衛生事件」
（PHEIC）後，聲明不建議各國採取任何航班及旅遊限制，然截至
2020 年 9 月，美國、義大利、韓國、紐西蘭、菲律賓、越南等國家
仍發布停止中國部分或中國所有航班，顯示 WHO 在全球衛生治理
上並無實質約束會員國的實權。

前 WHO 幹事長陳馮富珍在其任內展開為期 5 年的 WHO 改革；
現任幹事長譚德賽甫上任便再提出新的 WHO 改革計畫，兩者皆強調
要讓 WHO 有更多的自主權及獨立性，便是想處理 WHO 在全球衛生
治理中一直存在爭議與矛盾—— WHO 在達成其「人人享有健康權」
宗旨及「不遺漏任何人」使命的同時，也受到「資金來自會員國」、
「向會員國負責」、「為會員國服務」的約束。

因此，並不難想像，中國作為 WHO 資金及人力等合作密切的
會員國之一，WHO 的發言與行動，必須「友善中國」。

■ WHO 不但不幫助臺灣，還落井下石

WHO 向來就是一個政治性的組織，過去北韓、東德與北越等國
家的席次問題及巴勒斯坦解放組織的會員申請等，皆顯示 WHO 處
理各式各樣健康議題時，無可避免的與全球政治糾葛在一起。但是
無論是哪一次的爭議，WHO 都僅作為「協調的場域及辯論的平臺」，
WHO 幹事長或領導團隊皆不應對國際未決的主權爭議問題採取立
場。

WHO 在 COVID-19 疫情防疫策略中做出的親中言論與決定，例

如鼓勵及讚賞中國貢獻，或如謹慎再三才決定公告 PHEIC，站在全球治理的視角，或許可解釋為 WHO 係基於安定民心及提升士氣之支持性角色。

然而，WHO 針對臺灣的國際地位與國際參與空間所做出的親中言論與決定，已超越 WHO 應當干涉的政治選擇—— WHO 幹事長不應對於國際未決的主權問題採取立場。同時，WHO 錯誤地在全球防疫地圖上，將臺灣歸納為中國的一省，更違背公共衛生防疫專業，不但未能考量防疫政策應根據在地情境進行妥適安排，忽略臺灣與中國在行政、法治與對外關係等面向皆相互獨立外的事實，也忽略臺灣與中國在衛生體系與醫療制度上截然不同的事實。尤有甚者，WHO 對於疫區的錯誤劃定，已直接造成臺灣的旅客及航班受到不必要的限制與影響。

如果是這樣，臺灣還要參與 WHO 嗎？

面對體制內部問題多、幹事長又親中的 WHO，臺灣為什麼要如此積極爭取參加？參加與不參加難道有立即的損失與利益嗎？

首先，臺灣被排除 WHO 外，卻仍有亞洲第一、世界第三的醫療水準與防疫能力，是建立在 1998 年腸病毒爆發、2003 年 SARS 悲劇的自我成長，是臺灣人民堅守崗位自我捍衛著臺灣的健康，並不代表臺灣因此不需要參加全球防疫活動，在越趨重視「在地情境」的全球衛生途徑下，臺灣處理國內疫情及防止境外疫情的知識與經驗應受到更多的重視。

其次，對臺灣而言，「參與世界衛生大會」、「參與世界衛生組織」以及「參與全球衛生事務」3個不同層次卻又相互關連之活動各有其功能與議題，雖然不見得對臺灣的經濟與社會有立即的利益，但對臺灣朝向國家正常化之路，卻是至關重要的基礎。

■ 持續參與是臺灣往國家正常化邁進的基礎

必須注意到中國有策略地在布局國際組織中的高階主管人脈網絡，除了現任WHO幹事長多次讚賞中國「一帶一路」及其對全球衛生的多方貢獻外，WHO領導團的內閣長（Chef de Cabinet）Bernhard Schwartländer於2013年曾擔任WHO駐中國代表；WHO負責全面健康覆蓋（UHC）及傳染性與非傳染性疾病助理幹事長任明輝也為中國籍。臺灣因為沒有公平的參與的空間與機會，很難培養出高階衛生外交專才，爭取持續的國際參與經驗，才可以避免我國衛生外交人才的斷層，也避免中國的小動作讓「臺灣為中國的一省」在國際組織中常態化。

當臺灣第一線防疫人員及政府日夜匪懈地嚴守疫情時，卻因為WHO錯誤地將臺灣歸納為中國疫區後，導致臺灣人在旅遊及航空上受到誤解及權益損害，臺灣在國際疫情中，因為「一中政策」而具體受到的經濟損失與社會衝擊，以全民「有感」的方式具象化在日常生活中。

臺灣必須不斷在國際場合提出希望參與國際組織的意圖，持續強化國際社會對於「臺灣是臺灣，不是中國的一部分」的認知，持

續監督避免臺灣「被消失」在國際談判桌上，是臺灣作為一個正常
化國家邁進的根基。

世界衛生組織不應以「三個合作」敷衍臺灣

林世嘉 財團法人台灣醫界聯盟基金會執行長
吳宜瑾 財團法人台灣醫界聯盟基金會全球衛生研究中心主任
【2020 年 3 月 30 日刊登於蘋果新聞網】

　　WHO 秘書處 3 月 29 日發布官方聲明表示「臺灣會籍（Taiwanese membership）應由會員國決定」，並提出截至目前為止與臺灣針對 COIVD-19 的「三個合作」。根據 WHO 憲章，WHO 秘書處確實無權判定單一國家的入會案，然而 WHO 自詡為全球衛生領導者，基於專業而非以政治角度納入臺灣，應為其不容推卸的職責。

　　深究該篇 WHO 秘書處聲明，首先，我們樂見 WHO 正確使用 Taiwanese 來與 China 做出區分，因為臺灣會籍案，與中國會籍無關。聯合國 2758 號決議及 WHA25.1 號決議僅說明「中華人民共和國」（PRC）是「中國」唯一合法政府，並未主張「臺灣」在聯合國體系內應由 PRC 代表，因此臺灣入會案由全體會員國決定，而非附庸於中國或聯合國 2758 號等決議之下，我們至為樂見 WHO 秘書處注意到此一重大差異。

　　WHO 秘書處固然不能決定臺灣會籍，但 WHO 秘書處有責任為臺灣入會案提供公平討論機會。以 1968 年的東德入會案為例，由於當時西德已是 WHO 會員國，並奉行德國版的「一個德國」（赫斯坦原則），因此時任 WHO 幹事長 Dr. Marcolino Gomes Candau 收到東德申請案後，採取了兩項動作：將東德申請案置於該屆 WHA 大會議程上，並附相關憲章與議事規則供全體會員國參考，為免除由他本人的預先判斷，他特以公開信強調，應由 WHA 決定，而非由 WHO 幹事長或秘書處決定東德的申請資格。但令人遺憾的是，WHO 歷任幹事長從未以同樣標準對待臺灣入會申請案。

　　WHO 秘書處聲明亦顯示，即便 WHO 秘書處不能決定臺灣會籍，但 WHO 秘書處仍可與臺灣進行各種專業合作。不過自 WHO 秘書處列出的「一個聯絡點」、「一個培訓計畫」、「兩名專家參加視訊會議」等措施，對臺灣疫情防控除緩不濟急外，亦無助於臺灣將經驗及時與其他國家分享。臺灣亟需的疫情資訊與資源，以及臺灣可貢獻的專業與技術，皆非上述三個合作可含括在內。WHO 目前就 COVID-19 已召集了數個專家工作小組，包含疾病模型、疫苗與試劑研發、協助中低發展國家策畫防疫計畫等，但臺灣專家卻未獲 WHO 秘書處邀請參加。

　　此外，WHO 秘書處長久放任中國在宣傳「一中原則」的假象，無視臺灣的存在與權利，自甘放棄專業道德勇氣，配合中國以政治凌駕專業，中國謊話說久了，當然更敢堂而皇之地對國際社會隱匿疫情，歸咎起來，恐怕為此波疫情一發不可收拾的遠因。

WHO 應從這波疫情帶來的「治理危機」中學習經驗：無論 WHO 能否決定臺灣會籍，臺灣與世界各國一樣都會受到全球公共衛生事件的威脅。臺灣臨床醫學世界排名第三、此次抗疫政策已受到各國矚目與效仿，若臺灣在 WHO 各項活動與機制得以長期地正常參與、意見得以被採納，各國抗疫就有機會跟臺灣一樣好，全球受到疫情的損失有機會更少。

為了全球利益
臺灣應是世界衛生組織會員

林世嘉 財團法人台灣醫界聯盟基金會執行長
【刊登於 2020 年 4 月 23 日蘋果新聞網】

　　臺灣是否能參加第 73 屆世界衛生大會（WHA73），依然於會前再次受到各界矚目，儘管近期臺灣的抗疫成效、「Taiwan Can Help」援外行動相繼為國際媒體報導，但面對臺灣參與 WHO 和出席 WHA 之議題，至今仍僅有數個國家公開聲援。與此同時，我國歷年訴求均為「以觀察員出席 WHA 並全面參與 WHO 事務」，雖是政治現實下不得不為的妥協，但也使各國對臺聲援也多以「觀察員」為主軸，而無法更進一步支持臺灣並讓臺灣以正式會員的身分與國際連結合作。

　　回顧臺灣數十年來被 WHO 排除的過往，在疫情防治上，1998 年腸病毒疫情以及 2003 年 SARS 疫情，在缺乏 WHO 預警的情形下奪走了眾多臺灣民眾的生命。時至今日，臺灣仍然受限於 2005 年中國與 WHO 簽訂的秘密備忘錄，在中國點頭放行的前提下，我國專

家才能參與極其有限的數場 WHO 會議。

在此次 COVID-19 疫情之中，WHO 的各種怠機作為，實際上是暴露了「中國優先」的利益結構，其對全球帶來的災難自不待言。WHO 在近期也迫於各國輿論關切，改變過往以「一中政策」迴避臺灣議題的說法，轉而主張臺灣議題「應由各會員國決定」。事實上，WHO 所有的正式相關文件從來沒有出現過「One China Policy」，只有 1972 年 WHO 依據聯合國的決議通過 WHA25.1 號，指出「恢復中華人民共和國的所有權利……並驅逐蔣介石的代表」，其中並未涉及臺灣的代表權，也未出現「One China」。更何況 WHO 發言人已於 2004 年 4 月間表示過 WHO 並沒有所謂的「一中政策」，WHO 的一貫立場是臺灣參與問題應由所有會員國決定。

對臺灣而言，此時則是進一步推動各國支持的極佳時間點，推動更為實質與有意義的「臺灣成為 WHO 正式會員」議題。WHO 的初衷與使命，是鑒於健康議題的普世性原則，一旦有任何一個國家與區域成為破口，則全球將無法免於疫情的風險與威脅。因此，WHO 憲章第 3 條規定，WHO 會員資格「應向所有國家開放」，非聯合國會員國家者，則可依 WHO 憲章第 6 條之規定經大會表決成為會員國；而憲章第 6 條之入會標準則是大會二分之一同意票，此標準迥異於一般聯合國體系之三分之二同意，也排除了安理會常任理事國的否決權機制，目的即是要降低國際政治中的主權爭議，並強調 WHO 是一個技術性與專業性組織，意在促進全球健康，而非調解政治紛爭。

　　尤其在 COVID-19 疫情中，臺灣作為抗疫「模範生」，充分展現了臺灣是一個獨立自主、善盡責任、有能力與意願協助全球的民主國家，卻不僅被排除在 WHO 預警機制之外，更屢次被幹事長譚德賽指稱「臺灣進行種族攻擊」、「臺灣並未預警 WHO」，這些不公平現象已漸漸為全球各界所了解與報導，在此情勢下，「臺灣入會」將是作為「改革 WHO」的關鍵，不僅符合公共衛生需求，更為全球帶來長遠的利益。

後 COVID-19 時代的全球衛生治理：臺灣加入世界衛生組織的意義

林世嘉 財團法人台灣醫界聯盟基金會執行長
【2020 年 2 月 9 日刊登於思想坦克】

　　COVID-19 疫情不僅衝擊各國衛生體系，更牽動全球衛生治理中更為政治的一面：中國國家主席習近平在 2020 年 5 月 18 日第 73 屆的世界衛生大會（WHA73）上，宣布要向世界衛生組織（WHO）捐款 20 億美金，用於協助低收入與中收入國家的衛生體系。而在幾天之後，美國前總統川普譴責 WHO 在疫情中的怠忽職守，表示將退出 WHO 運作並停止繳交會費。

　　WHO 為全球衛生治理議題中最為重要的機構，多年以分配資源、協助弱勢、促進民眾健康福祉的功能性平臺角色自許，但隨著各國利益衝突的白熱化，WHO 試圖迴避，但卻始終無法擺脫的「政治問題」再度浮上臺面。

　　在這個全球衛生治理重組與變遷的過程中，臺灣不可處於被動的地位，應努力爭取在後疫情的時代中，扮演「WHO 改革指標」的

角色，強化臺灣在全球衛生議題中的地位與重要性。

COVID-19 疫情下的全球衛生治理輪廓

從 SARS 到 COVID-19

在 2003 年 SARS 疫情中，時任 WHO 幹事長的布倫特蘭夫人（Gro Harlem Brundtland）在與疫情起源的中國交涉時，採取了強硬的外交手段，頻頻施壓要求中國公布資訊並讓 WHO 團隊前往考察，最終成功地控制了 SARS 疫情，未使其成為「大流行」（Pandemics）。然而，在時隔十餘年後，現任 WHO 幹事長譚德賽在與同一個國家互動時，卻展現了相對柔軟的身段，頻頻稱讚中國防疫政策、對旅遊警示持保守態度，並直到 2020 年 3 月初才宣布疫情為「大流行」。譚德賽的作為固然使 WHO 與中國維持了良好的合作關係，卻也使許多國家誤判了疫情的嚴重程度，截至 2020 年 6 月 7 日，WHO 官方資料顯示，全球已有近 680 萬例確診與近 40 萬例死亡。

由譚德賽所主導的中國與 WHO 合作關係，也引起了以美國為首的西方國家的不滿，美國前總統川普在 2020 年 5 月 19 日發表公開信，指責 WHO 的各種怠機作為，更要求譚德賽必須在一個月內承諾實質改革，否則美國將永久凍結繳交給 WHO 的會費，甚至考慮退出 WHO。一日後，白宮發表《美國對中戰略》（United States Strategic Approach to The People's Republic of China），指出美國容忍中國的「靜默外交」（Quiet Diplomacy）原則徒勞無功，將加大對中施壓，反制中國重塑國際體系的計畫。2020 年 5 月 29 日，川普正

式宣布美國終止與 WHO 的關係，資金將挹注至其他的全球衛生平臺。

全球衛生重回國家利益競逐

至此，從 2018 年開始的美中對抗，「戰場」由經濟貿易延伸到全球衛生、民主人權等更為廣泛的議題，中國長期來對於國際建制的滲透，如中國近年致力的「一帶一路」倡議，以及推動中國籍人士在聯合國體系中擔任重要職位等，試圖建立一個「具有中國特色」的治理典範，如今也受到西方國家的反擊。

在 COVID-19 疫情肆虐下，各國無不疲於因應國內疫情帶來的健康、社會及經濟衝擊，無論是為了其國內選票，或是先自救後救人的自利原則，各國仍是重新回到國家利益優先的模式，使 WHO 作為國際建制的一環，其分配資源、協助弱勢、促進民眾健康福祉的功能性角色被明顯削弱，進而成為眾矢之的。

■ 後 COVID-19 時代的 WHO 改革

「功能論」的 WHO

WHO 作為全球衛生的最高機構，多年來於其治理與改革方向存在著兩個針鋒相對的觀點：第一個是作為主流的「WHO 作為技術諮詢機構」的施政方向，其由 2007 年至 2017 年間任幹事長的陳馮富珍所確立，並由其繼任者譚德賽延續至今。

在此方針之下，WHO 於過去十餘年中確實發揮了其諮詢與協調

的功能，並在千禧年發展目標（MDGs）、永續發展目標（SDGs）等聯合國全球議程中，擔任健康相關各項目標的主責機構，持續與各個合作夥伴，向全球各國提供大量的技術性資訊與指引，並更著重於協助低收入與中收入國家。WHO 於 2019 年 10 月時宣布，全球第三型與第二型小兒麻痺病毒已經根除，離「無小兒麻痺世界」僅餘一步之遙，這也是自 1980 年天花根除以來，人類再次有可能根除的又一項全球傳染性疾病。

「政治論」對 WHO 的挑戰

然而，在 WHO 竭力維持、宣稱自己的科學性與中立性的同時，第二個觀點則是以 Kelley Lee（加拿大 Simon Fraser University 教授）在內的許多國際衛生學者為代表，認為健康議題本質上必有政治因素。WHO 要排除的是「惡劣的政治」（Bad Politics），排除那些影響民眾福祉，使意見無法表達、資源無法公平分配的不良程序與因素，而非拒絕健康議題的政治因素。

回顧過往，WHO 不乏處理政治議題的經驗：1974 年，WHA 通過 27.37 號決議，常態性地邀請巴勒斯坦作為觀察員出席 WHA，並延續至今；而在 2009 年至 2016 年間（陳馮幹事長自許 WHO 為全球衛生諮詢機關的期間），臺灣也曾獲邀出席 WHA；在 2017 年開始停止受邀之後，WHO 面對臺灣議題多以「臺灣問題已由聯合國 2758 號決議處理」、「臺灣未獲邀是因缺乏兩岸共識」等政治性的說詞來回應。

進一步觀察，即便在 WHO 的「技術性議題」中，也往往有各國維護其國家利益的操作與辯論痕跡，例如多年來 WHO 經費來源中，由會員國自願捐款，且指定專款專用的比例越來越高，各國透過 WHO 的治理機制來達成其國家利益的方式更為常見。在 2020 年初召開的第 146 屆 WHO 執委會中，美國反對制訂酒精濫用的全球公約，更直接表示不支持該議題的決定草案，最終，已經執行 10 年的《減少有害使用酒精全球策略》將進入為期 2 年的協商，2022 年後才會重回到會議桌。

WHO 的改革勢在必行

當各國遭遇疫情威脅，本國民眾的安全、國家經濟發展等「國家利益」的重要性，勢必將優先於「投入全球合作」，也因此，WHO 成為各國在轉移國內治理壓力時，最先被針對與責難的對象。儘管 WHO 屢屢宣稱已即時且透明地向全球通報，但多個國家仍指責其 WHO 已經陷入「中國優先」的利益結構，更要求對 WHO 進行改革與調查。在第 73 屆世界衛生大會（WHA73）中，即通過了一項全球共同對抗 COVID-19 的決議，內容要求：

「呼籲全球強化各級的合作，以控制 COVID-19 疫情並減輕其衝擊。」

更要求幹事長「與各會員國協商，適時並盡早啟動公正、獨立與全面的評估……包含 WHO 採用之機制、《國際衛生條例 (2005)》、WHO 對聯合國體系的貢獻，以及 WHO 針對 COVID-19

採取之行動」。

　　WHO 勢必進行改革，在治理原則上，究竟會更強調其「科學」功能，或認清其組織在「科學與政治」並存的衛生議題中的角色，將會是未來重要的議題。面對此一重大挑戰，臺灣將有機會在其中扮演「全球衛生改革指標」的角色。

■ 臺灣作為「WHO 改革指標」的意義與迫切性

「醫療衛生」與「民主治理」的雙重典範

　　臺灣在 COVID-19 疫情中，取得了有史以來最高的國際關注，各國媒體切入的角度圍繞在早期預警、政府迅速因應、資訊透明公開等，皆是臺灣歷經 SARS 及各種衛生威脅，並在被屏除於 WHO 防疫網外的情況下，自立自強所建構的能力：公衛醫療體系，民主治理原則，以及在遭受中國長期威脅下發展出「讀懂」中國政策的能力。

　　臺灣強健的公衛醫療體系自不待言，自日治時期開始，臺灣最為優秀的人才便大量投入公衛醫療領域，多年來臺灣在各項全球醫療體系指標中，均有相當優異的表現。而以公衛醫療體系做為基礎，臺灣建立了公開、透明、以人權為核心的防疫機制，並在 SARS 經驗、中央疫情指揮中心、資訊公開透明、良好的資源分配、即時邊境管制、智慧社區防疫、先進的醫療科技，以及優質國民 8 項優勢下建立了「臺灣模式」，有效且快速地因應及控制疫情。在數個月中僅有 400 餘例確診與不到 10 例死亡，在未實施高壓全面的管制的情形

下，仍能維持民生社會的穩定，使臺灣成為「民主國家也能對抗疫情」的典範，讓全球其他國家得以借鑑。

與「臺灣模式」相對的，則是中國持續強調的威權抗疫模式：訴諸政府的領導能力、決心與洞見，將抗疫行動中的高壓、言論審查、忽視人權與黑箱作業包裝為「人民的犧牲」，並將此類論述持續對各國宣傳，企圖塑造出「中國制度更為優越」的輿論風向。

然而，隨著疫情漸漸緩和，中國的政治意圖也開始受到質疑，例如至今仍未獲充分檢驗的確診與死亡病例數量、拒絕接受病毒起源的調查，乃至於被美聯社揭露，在疫情初期，中國政府拒絕在第一時間向 WHO 團隊提供基因定序結果等，都讓中國政府試圖推動的「抗疫英雄」形象遭受挫敗。而持續偏向中國、讚揚中國的 WHO，也因此受到了責難。

推動「臺灣參與 WHO」作為「WHO 改革指標」

在各國質疑 WHO 的透明與獨立性並展開調查之時，對臺灣而言，則應把握此一機會，積極地向全球推動「以『臺灣參與 WHO』作為 WHO 改革指標」的工作。

以醫療衛生層面而言，臺灣的加入能夠將我國在全民健保、健康照護、醫療資訊等領域中累積的經驗，藉由 WHO 的全球平臺提供給有迫切需要的國家。而在疫情中，臺灣更是展現強大的治理能力，不僅能夠以一己之力控制疫情，更有餘力可以提供大量醫療物資，以協助全球各國抗疫。

除醫療衛生之外，將成為 WHO 改革中心的治理議題，臺灣的參與同樣也能對全球衛生與 WHO 提供可觀的貢獻。民主國家在對抗疫情時，可能無法如威權國家一樣，實施立即、高壓、無視人民權利的各項措施來達成高效的防疫。然而民主國家卻能在治理的透明程度、課責程度、以及建立永續並具有彈性的防疫機制上，比起威權政體能有更好的表現。

因此，納入與西方國家分享共同民主價值的臺灣，將能在 WHO 的技術性議題上，從全面健康覆蓋與慢性疾病，乃至於傳染性疾病的早期預警與追蹤監測等面向提供經驗；而在政治面向上，臺灣參與 WHO 更是具有指標性作用，讓 WHO 向全球展示，WHO 正如其憲章所言地具有開放與包容性格，仍未違背其創立時「使全世界民眾達到可獲得的最高健康水準」的宗旨與承諾。

民眾同獲安全與健康

對於臺灣而言，加入 WHO 也不會只是「Taiwan Can Help」的口號而已，WHO 在 COVID-19 疫情中，建立了數項全球機制，例如：

（一）「全球疫情團結基金（COVID-19 Solidarity Response Fund）」：
　　　由 WHO、聯合國兒童基金會、瑞士慈善基金會等組織聯合
　　　成立，募集全球資金，並用於防疫之研發、訓練、監測、
　　　保護弱勢族群等用途。

（二）「團結臨床試驗（Solidarity clinical trial for COVID-19），由
　　　WHO 發起之跨國臨床試驗計畫，截至 2022 年 7 月，已有

52 個國家 600 間醫院，收案超過 14200 名 COVID-19 患者，後續有超過 100 個國家將加入此計畫。

（三）「促進醫藥品取得加速器（Access to COVID-19 Tools Accelerator）」：由多個全球衛生合作夥伴與國家發起的 COVID-19 研發加速平臺，並強調 COVID-19 之醫藥品應讓全球民眾可以公平取得。

（四）「共享技術平臺（COVID-19 Technology Access Pool）」：由 WHO 和哥斯大黎加倡議成立，旨在消除醫藥品開發之障礙如智慧財產權，讓各界使用與投入技術使研發醫藥品更為便利。

上述各項機制均有都有大量國際資源投入、並向各國平等開放，若臺灣能爭取加入這些機制，短期而言，勢必能夠為我國疫苗與醫藥品的研發以及未來 COVID-19 相關的科學資訊與技術合作上，取得更多的資源，進而更好的保護民眾健康與安全；長期而言，這些因應 COVID-19 機制若於未來轉型為長期的全球衛生平臺，臺灣的參與將能更完整地確保全球防疫網絡的健全，達成更完整與強健的衛生安全。

當前，WHO 仍然是全球參與成員最多、投入資金最高、牽涉議題最廣的全球衛生治理平臺，儘管美國為首進行倡議將原先撥給 WHO 之資金轉移至其他的全球機制，但在可見的數年內，要另立一個足以取代 WHO 影響力的組織仍是有相當難度，因此，推動臺灣在

WHO 的改革過程中，扮演具有影響力的角色或是指標，仍是目前最具前景的政策方向。在本文的最後部份，將就臺灣應採取的行動，提供具體的藍圖。

■ 臺灣下一步的行動與策略

短中長期行動藍圖

　　短期的行動為強化臺灣抗疫經驗的宣傳，臺灣在疫情中提供的人道援助已取得前所未有的友臺聲量。隨著南半球秋冬季到來，全球疫情又再次上升，臺灣可透過既有的衛生與外交網絡，持續提供醫療物資與技術上的援助。與此同時，再以「臺灣是民主國家抗疫典範」作為宣傳主軸，指出臺灣的成功在強健的醫療體系之外，政府的公開透明、以民主人權為原則的治理，更是不可或缺的關鍵。

　　透過持續的人道援助以及凸顯民主治理的重要性，目的即是在讓各國能將臺灣與中國視為兩個不同的治理體系，在中國的宣傳攻勢下，仍能保持臺灣的國際聲量。更能進一步對抗中國宣傳「一中原則」，並以「九二共識」作為臺灣出席 WHA 或參與國際治理的條件，避免各國認為臺灣參與國際事務，端賴我方是否能與中國達成「政治基礎」。政府與民間必須積極動員，嚴正地向各國、國際非政府組織及 WHO 表示，任何的侵犯主權的政治條件都不應是我國參與全球衛生大會與全球衛生各項議題的前提。

　　中期應聚焦在參與 COVID-19 之全球機制，而 2020 年 WHA73 於下半年度再次召開續會，在 WHA73 續會乃至於 2021 年的

WHA74期間，臺灣應積極爭取加入各項全球對抗COVID-19的機制，包含參與 WHA 以向各國分享防疫經驗，讓臺灣能夠在 COVID-19 的全球行動中做出具體貢獻。

參與的方式，首要是爭取以國家或是政府機關為主體的直接參與，退一步則訴求臺灣專家以個人名義參與，或是透過友我國將臺灣的研究成果提供予這些機制來凸顯臺灣的名稱並以臺灣的名義協助各國在 COVID-19 中的研發、募資等工作。整體而言，目標是要在疫情落幕之時，讓臺灣在全球衛生中成為強力、負責任且不可或缺的行動者。

長期的布局，應以臺灣成為 WHO 正式會員為願景，先推動「臺灣參與 WHO」作為 WHO 的改革指標，以分享臺灣的民主抗疫典範及臺灣可以在全球衛生中帶來的影響力為訴求，向全球展現臺灣參與 WHO 具有不可忽視的正當性及貢獻，持續累積國際的認同與支持，為臺灣未來成為 WHO 正式會員建立基礎。

首要目標：成為 WHO 正式會員

相較於過往以「一中原則」（One China Principle）、聯合國 2758 號決議、世界衛生大會 25.1 號決議來定調、迴避臺灣議題的立場，2020 年 3 月 30 日 WHO 公開聲明談及臺灣合作，以及其法務官員於記者會之發言，皆轉而強調臺灣會籍「應由各會員國決定」，這在近年 WHO 的論述中未見，也再次印證了臺灣是絕對有機會爭取國際認同並參與 WHO。

　　事實上，WHO 所有的正式文件從未明定「一中原則」，即便是牽涉臺灣會籍的世界衛生大會 25.1 號決議，其也僅指出「大會恢復中華人民共和國的所有權利……並驅逐蔣介石的代表」，其中並未涉及臺灣的代表權，更未曾出現任何「One China」之字眼。

　　在 WHO 重申「臺灣會籍應由會員國決定」的立場下，我案已取得比過往更公正的討論空間，WHO 秘書處雖然不能決定臺灣的會籍問題，但其有責任確保 WHA 作為一個公正的平臺，提供會員國討論此案的機會。

　　在法律層面上，WHO 憲章第 3 條指出：「WHO 會員資格應向所有國家開放，非聯合國會員國家者，則可依 WHO 憲章第 6 條之規定經大會表決成為會員國」。而憲章第 6 條之入會表決門檻僅要求「大會二分之一同意票」，此標準不同於其他聯合國機構之三分之二同意入會，也排除了安理會常任理事國的否決權機制，對於臺灣而言，是爭取入會的機會。

可能的妥協選項：「決議文式」的觀察員

　　儘管前景頗為樂觀，但國際政治中的現實主義原則仍是臺灣不可忽視的挑戰，中國勢必會在推動的過程中進行各種操作與施壓，例如使臺灣會籍案停留在總務委員會而不列入正式議程，或是在表決中動員友中國家投下反對票，使臺灣案延宕或被否決，而一旦 COVID-19 疫情落幕，全球回到疫情前時代的穩定態勢中，臺灣入會案累積至目前的關注與支持亦將受到影響。

在此，1974 年的巴勒斯坦入會案則可以作為臺灣的借鑑，當年世界衛生大會通過 27.37 號決議，決議指出為促進巴勒斯坦民眾之健康與營養水準，特要求幹事長應邀請巴勒斯坦解放組織做為觀察員出席大會，該決議並未有「落日條款」，實際上巴勒斯坦也自隔年起，每年均受到幹事長邀請出席大會，而未因幹事長卸任而有所改變。

以 2009 至 2016 年間臺灣之「中華臺北」觀察員身份，與巴勒斯坦的案例相對照，則可以發現，在馬政府執政的 8 年間，臺灣每年均須等待幹事長發出邀請函才得以出席大會，而邀請函之有無，則全繫於時任幹事長的陳馮富珍，以及與幹事長關係密切的中國政府決定。一旦兩岸關係變遷，與中國政府立場相悖的執政黨上任，則 WHO 觀察員資格就會隨時中斷，例如 2019 年，WHO 發言人 Christian Lindmeier 即宣稱在缺乏「兩岸諒解（Cross-Strait Understanding）」的情形下，將不會發出該年度的臺灣邀請函。

因此，面對可能的中國的阻礙與操作，臺灣可借鑑巴勒斯坦模式，爭取「決議文式」的觀察員資格做為無法立即成為會員的折衝方案，常態性地出席大會與參與 WHO 事務，避免以「中國一省」作為出席 WHA 的條件，亦需避免馬政府時期中國對臺灣會籍的控制。

「Taiwan Can Help」是臺灣多年來在全球衛生議題、WHO 推案過程中力推的口號，疫情不僅僅讓「Taiwan Can Help」轉化為對各國實質的醫療物資與醫療技術的協助，臺灣更應把握機會，讓

「Taiwan Can Help」涵蓋的議題超越衛生技術議題，令其能夠對全球衛生治理中的民主、透明與課責性發揮影響力，幫助 WHO 改革，對全球、各國乃至於臺灣本身，均能帶來實質、可預測與長期的利益。

2021 年全球 10 大衛生議題，臺灣如何爭取參與

靠自己守住疫情的臺灣為何該爭取加入？

財團法人台灣醫界聯盟基金會全球衛生研究中心
【2021 年 1 月 9 日刊登於關鍵評論網】

你知道嗎？ WHO 正在規劃建立全球等級的生物銀行（Bio Bank），並在 2021 的執行委員會中開始討論細胞與基因療法的管理與應用。

你知道嗎？ WHO 將 2021 年訂為全球健康照護人力年（Year of health and care worker），以感謝健康照護工作者在 COVID-19 期間的貢獻，並呼籲重視健康照護人力的權益。

你知道嗎？面對各國的資金貢獻承諾不足，導致持續的財源短缺，WHO 也加入募款的行列，成立 WHO 基金會，以企業管理理念為自己尋找新財源。

除了對抗 COVID-19 之外，2021 年還有什麼需要關注的全球衛生議題呢？本文將帶您一覽 WHO 的 2021 年目標！

正如同許多人會在新年為自己設下嶄新的願景一樣，WHO 也發表了「2021 年十大全球衛生議題」，以 WHO 的工作重點，而這些全球衛生趨勢，也與臺灣民眾的健康安全息息相關。

世界衛生組織 2021 年全球衛生十大重點議題

2021 年，世界各國將需要繼續與 COVID-19 作戰，為打造更健康的衛生體系，
世界衛生組織 (WHO) 將於 2021 年著重 10 個全球衛生議題：

你知道嗎？

WHO 要建立 Bio Bank！

今年是健康照護人力年！

4 月 7 日世界衛生日主題：
解決健康不平等！

WHO 成立新的
抗微生物抗藥性領袖小組！

WHO 為自己募款，
成立 WHO 基金會！

WHO 自己的人自己培訓，
成立 WHO 學院！

1 建立全球團結促進全球衛生安全
Build global solidarity for worldwide health security

- 提高各國的防範能力
- 應對 COVID-19 加劇的緊急衛生人道問題
- 保護最脆弱的社區
- 擴大全球緊急衛生人力團隊
- 打擊假訊息
- 建立 Bio Bank，一個全球認可的病原體和臨床樣品的共享系統，促進安全有效的疫苗和藥物的快速開發

2 加速取得 COVID-19 檢測、藥物與疫苗
Speed up access to COVID-19 tests, medicines and vaccines

- 持續 ACT- 加速器四個支柱 (檢測、藥物、疫苗、衛生體系) 的工作
- 2021 年目標：分發 20 億劑疫苗；2.45 億次治療；為中低收入國家的 5 億人口進行檢測；加強支持各國所需的衛生系統。

3 促進人人健康
Advance health for all

- 執行新的 WHO 初級衛生照護計畫
- WHOUHC 綱要 (UHC Compendium) 幫助各國辨識基本健康服務
- 2021 年為健康照護人力年 (Health and Care Worker)

4 解決健康不平等
Tackling health inequities

- 促進 UHC 並解決健康不平等
- 2021 年 4 月 7 日世界衛生日主題：解決健康不平等

建立全球團結，促進全球衛生安全

不論是影響範圍或是嚴重程度，COVID-19 都是至今為止衝擊最大的全球衛生安全事件，WHO 宣示將提高各國的防範能力，並擔起「保護最脆弱人群」的艱難任務，例如原已深陷人道危機地區的居民，在各國祭出貿易限制或是優先將資源留在國內時，原本提供給這些民眾的人道物資往往被優先取消，甚至當疫情侵襲這些地區時，連最基礎的衛生服務都無法繼續供應了。

此外，WHO 表示正規劃建立生物銀行，建置一個全球認可的病原體和臨床樣品的共享系統，促進安全有效的疫苗和藥物的快速開發。

加速取得 COVID-19 檢測、藥物與疫苗

在 2020 年期間，WHO 與聯合國、各國元首、國際夥伴等創立了 ACT- 加速器（Access to COVID-19 Tools Accelerator），設定了「檢測、藥物、疫苗、衛生體系」四個支柱的工作，其中臺灣已加入的 COVAX 便是其中的疫苗支柱。

WHO 期許在 2021 年為各個支柱達成這些目標：為中低收入國家的 5 億人口進行檢測； 在全球提供 2.45 億次治療；分發 20 億劑疫苗；並加強支持各國所需的衛生系統，包含提供口罩、個人防護裝備等物資。

促進人人健康（Health for all）

為使人人健康，且不會因為取得衛生服務而落入貧窮，WHO 力

推達成全民健康覆蓋（Universal Health Coverage, UHC，臺灣的全民健保，就是全民健康覆蓋的一種形式），而 WHO 認為這項工作的關鍵，就是強化初級衛生照護（Primary Health Care, PHC）。初級衛生照護是將最基礎與必要的衛生服務，建置在社區之中，並建立適當的轉診與分流系統，讓民眾可以取得最適當的照護。因此，WHO 於 2021 年執行新的 WHO 初級衛生照護計畫，並透過 WHO 於去年發表的全民健康覆蓋綱要幫助各國盤點什麼是該國最迫切需要的基本衛生服務。

一個讓人人健康的衛生體系，絕對離不開人力充足、資金完整且經完整訓練的健康照護人力，在 COVID-19 期間，若沒有健康照護工作者在第一線的奮戰，疫情帶來的衝擊只會更加嚴重。然而，全球仍有許多國家缺乏適當的健康照護人力培訓計畫或是沒有適當的權益保護政策，因此，WHO 宣布 2021 年為健康照護人力年，期待各界更加關注健康照護人力對衛生體系的重要性。

解決健康不平等

推動人人健康的同時必須解決健康不平等問題，然而，與健康不平等相關的生物性、環境及社會因素相當龐大複雜。為因應此問題必須投入大量資源，且行動往往並非一蹴可幾，因此容易被政策制定者忽略。WHO 於 COVID-19 期間，持續呼籲各國關注 COVID-19 中的健康不平等情況，因此將 2021 年 4 月 7 日世界衛生日的主題訂為「解決健康不平等」。

世界衛生組織 2021 年全球衛生十大重點議題 - 續

2021 年，世界各國將需要繼續與 COVID-19 作戰，為打造更健康的衛生體系，世界衛生組織 (WHO) 將於 2021 年著重 10 個全球衛生議題：

5 引領全球科學與數據
Provide global leadership on science and data

- 基於科學與卓越技術，為各種衛生議題 (從阿茲海默症到茲卡病) 提供實證建議
- 加強各國健康數據與資訊系統，以回報健康 SDGs 進展

6 重振防治傳染性疾病的努力
Revitalize efforts to tackle communicable diseases

- 確保小兒麻痺、HIV、結核病與瘧疾等疫苗工作不再被 COVID-19 打斷
- 推動 HPV 疫苗預防子宮頸癌
- 實施新的被忽視的熱帶疾病十年計畫

7 對抗抗藥性
Combat drug resistance

- 健康一體：與世界農糧組織、世界動物組織合作
- 成立新的全球抗微生物抗藥性領袖小組，於 2021 年 1 月開首次會議
- 加強全球抗藥性監

8 預防與治療非傳染性疾病與心理健康
Prevent and treat NCDs and mental health conditions

- 全新的全球糖尿病契約
- 發起幫助 1 億人戒菸運動
- 擴大社區為基礎的心理健康照護

9 重建更好的世界
Build back better

- WHO 的 COVID-19 重建宣言，旨在解決氣候變遷及健康問題
- 2021 年 6 月舉行小島發展國家健康論壇
- 聽 取 WHO/UNICEF/Lancet 諮詢委員會的建議，確保兒童健康
- 2021 年聯合國秘書糧食體系高峰會

10 團結行動
Act in solidarity

- WHO 將持續與會員國合作建立國家能力
- 強化與擴展公民社會與私部門的參與
- 與新成立的 WHO 基金會合作
- 透過新的科學合作及 WHO 學院，使 WHO 能力更強

■ 引領全球科學與數據

雖然 WHO 在 2020 年 COVID-19 疫情期間備受抨擊，但對於中低發展國家，來自於 WHO 的科學建議與技術協助，一直是重要的政策參考依據。WHO 亦持續自許為科學專業組織，並將持續匯聚全球頂尖專家，為各種衛生議題提供實證建議。

WHO 於 2020 年成立了數位健康部門並通過數位健康策略，強化組織內部的資訊系統，也強化了各國的健康數據與資訊系統。數位健康已成為全球趨勢，不僅是先進國家衛生體系轉型的核心方案，更成為發展中國家強化衛生體系的關鍵技術。

■ 重振防治傳染性疾病的努力

COVID-19 期間，許多國家衛生體系崩潰，使得既有的常規治療被迫中斷，許多國家長期經營的小兒麻痺、HIV、結核病與瘧疾等疫苗工作戛然而止，WHO 承諾 2021 年協助重啟這些被打斷的疫苗工作。

WHO 於 2020 年通過決議，要在預防子宮頸癌議題上達成「90-70-90」目標，包含在 2030 年前使 15 歲女童的 HPV 疫苗接種率超過 90%；70% 的 35 歲以下的女性接受過高品質的篩檢；90% 確診子宮頸癌的患者獲得治療。WHO 自 2021 年持續確保各國施政能滿足這些目標。

WHO 也將實施新的「被忽視的熱帶疾病」（例如漢生病、麥地

那龍線蟲病蟠尾絲蟲症等，主要發生在熱帶區域的發展中國家）十年計畫，為這些政府不重視或沒有能力因應的疾病爭取更多的資金與技術發展，並讓深受這些熱帶疾病所苦而造成社會與經濟發展損失的國家，可以盡早找到抑制、對抗甚至根除這些疾病的解決之道。

對抗抗藥性

COVID-19 的流行，再次提醒世界「健康一體化」（One Health）的重要性，意即人類健康、動物健康及環境健康是息息相關。同樣受到嚴重影響的，便是大量使用於農業、畜牧養殖及治療人類疾病的抗微生物藥物（例如抗生素），近期研究發現已經有越來越多的病毒或是細菌具有產生抗藥性，使得既有的藥物無法治療患者。而 WHO 也發現全球研發新型抗生素的腳步與資金仍有待加強，因此抗藥性的問題持續是全球衛生安全的重要題目。

WHO 將持續與聯合國糧農組織（Food and Agriculture Organization of the United Nations, FAO）、世界動物衛生組織（World Organization for Animal Health, WOAH）合作，並成立新的全球抗微生物抗藥性領袖小組，於 2021 年 1 月開首次會議，以強化全球抗藥性監測及協助各國制定國家型策略。

預防與治療非傳染性疾病和心理健康

非傳染性疾病持續為全球帶來嚴重的疾病負擔，而非傳染性

疾病涵蓋的議題包羅萬象，每年 WHO 皆會輪流強調其中不同的重要議題。2021 年 WHO 推動並執行全新的全球糖尿病契約（Global Diabetes Compact），並發起幫助 1 億人戒菸運動。

有鑑於 COVID-19 期間，無論是醫護人員、患者、家屬、隔離者或一般民眾，皆面臨極大的心理壓力，WHO 不斷強調心理健康照護的重要，並於 2021 年擴大以社區為基礎的心理健康照護，也包含針對那些在衝突地區及貧窮地區的人們。

■ 重建更好的世界

受到疫情的影響，許多國家實施封鎖和限制措施，使 2020 年的碳排放減少了 7%，然而下降的代價卻是以大量的社會與經濟損失，揭示了如果世界各國不改變現有的經濟與生產模式，在疫情後的重建與復甦當中，環境問題將會報復性地惡化。WHO 發布「COVID-19 重建宣言」（Manifesto for a Healthy Recovery from COVID-19），旨在解決氣候變遷及健康問題，包含空氣汙染、空汙帶來的健康影響等。此外，為了關注容易受到氣候變遷影響的小島型發展國家，WHO 將於 2021 年 6 月舉行小島型發展國家健康論壇。

■ 團結行動

在 2020 年的 WHA73 與 WHO 記者會中，最常聽到的詞彙便是「團結」。唯有在各會員國的支持下，WHO 才有辦法運作，會員國亦必須透過合作，以事半功倍地對抗疫情。WHO 近年也意識到，單

靠會員國的會費作為財源，行動的成效仍然有限，加上疫情期間，WHO 的聲望載浮載沉，因此，WHO 除了強調持續與會員國合作外，更指出將強化與擴展公民社會與私部門的參與。

為了平衡被會員國會費制約的局面，WHO 決定「自己的財源自己找」，WHO 基金會（WHO Foundation）合作，以更有彈性的身分，洽尋個人捐款和企業贊助。

此外，在組織管理上，WHO 亦體悟到「自己的人才自己培養」的重要性，因此，透過新的科學合作及 WHO 學院（WHO Academic），以強化 WHO 在組織管理及全球衛生治理上的能力。

■ 臺灣不參加 WHO 也守住疫情，參加有什麼好處嗎？

即便 WHO 在 2020 年飽受批評，且給予臺灣不公平待遇。然而，其所勾勒的十大衛生重點，與臺灣全民健康與安全密不可分。

例如 WHO 欲成立全球生物銀行，生物銀行已是各國發展精準醫療的必備趨勢，臺灣已建立國家級的生物資料庫，若 WHO 建立了全球級的生物銀行，則應涵蓋臺灣生物資料，使用 WHO 資料庫開發之產品才能符合臺灣人特性。

又如 WHO 與全球疫苗免疫聯盟（Global Alliance for Vaccines and Immunisation, GAVI）及流行病預防創新聯盟 (Coalition for Epidemic Preparedness Innovations, CEPI) 成立的 COVAX 機制，臺灣已以經濟體的名義加入，使臺灣除了國產疫苗，以及與國際藥廠預購的疫苗之外，還有另一個疫苗管道來確保國人的疫苗供量。因此，

更廣泛地參與各種 WHO 全球衛生機制，可讓臺灣不再孤軍奮戰，且能借力使力，讓我們有更多資源的選擇。

再如子宮頸癌、糖尿病、非傳染性疾病、心理健康、抗微生物抗藥性等，都是全球共通的疾病負擔，所帶來的負面影響與風險也是全球共同承擔，臺灣不參加 WHO，也依然會遇到抗藥性問題，也會持續遇到這些全球衛生風險。

參與 WHO 專家小組，在提供和取得專業建議與即時資訊的同時，也能更參與國際標準的制定；參與討論並關注 WHO 建議和行動，並與國際交流經驗作法，將帶給臺灣民眾更好的健康照護。

WHO 強調擴展公私夥伴的同時，也創造利基讓臺灣爭取更多元參與的空間，應確保臺灣不被排除在「更好的世界」及「團結行動」的願景之外。臺灣長年都是自立自強，若能參與 WHO 相關機制，將能取得更多技術、工具與資源選擇。參加 WHO，並非只為了「Taiwan Can Help」，而也是為了「Help Taiwan」。

世界衛生組織 2021 年全球衛生十大重點議題 - 續

TAIWAN CAN BE BENEFIT FROM...

1. 建立全球團結促進全球衛生安全
WHO 建立生物銀行，若涵蓋臺灣生物資料，則 WHO 資料庫開發之產品才能符合臺灣人特性。

2. 加速取得 COVID-19 檢測、藥物與疫苗
臺灣已加入 COVAX 機制可取得疫苗，更廣泛的參與各種全球衛生機制可讓臺灣有更多資源選擇。

3. 促進人人健康、4. 解決健康不平等
響應 2021 年健康照護人力年與 4 月 7 日解決健康不平等日，重視國內健康人力與健康不平等問題。

5. 引領全球科學與數據
參與 WHO 專家小組，不僅提供專業建議，亦才能參與國際標準的制定，並即時掌握資訊。

6. 重振防治傳染性疾病的努力、7. 對抗抗藥性
HPV 疫苗預防子宮頸癌已是全球趨勢，抗藥性帶來的負面效應亦是全球共擔，臺灣皆無法排除在外，亦須精進國內政策與行動。

8. 預防與治療非傳染性疾病與心理健康
2019 年惡性腫瘤 (癌症) 續居臺灣十大死因首位，疫情帶來的心理健康問題亦值得關注，參與並關注 WHO 建議與行動，與國際交流經驗作法，將帶給臺灣民眾更好的健康照護。

9. 重建更好的世界、10 團結行動
關注氣候變遷的健康影響，並確保臺灣不被排除在「更好的世界」及「團結行動」之外，WHO 強調擴展公私夥伴的同時，也創造利基讓臺灣增取多元參與的空間。

即便 WHO 在 2020 年飽受批評，然其所勾勒的十大衛生重點，都與臺灣全民健康與安全密不可分。

臺灣頻遭全球風險衝擊，長期自立自強，若能參與 WHO 相關機制，將能取得更多技術、工具與資源選擇。

參加 WHO，並非只為了 Taiwan can help，而也是為了 helpingTaiwan.

向誰效忠？
COVID-19 疫情下的全球衛生治理觀察

Chapter 3

大流行與臺灣衛生參與策略

中國如何處置臺灣入會：
世界衛生組織攻防再起

林世嘉 財團法人台灣醫界聯盟基金會執行長
吳宜瑾 財團法人台灣醫界聯盟基金會全球衛生研究中心主任
【2020 年 2 月 1 日刊登於蘋果新聞網】

　　第 146 屆 WHO 執行委員會於 2020 年 2 月 3 日開議，我外交部推案參與，值得關注的是，COVID-19 當時已被列為國際關注公共衛生緊急事件（PHEIC），且臺灣深受其害。作為 COVID-19 傳播熱點的中國，會不會重蹈覆轍，毫不掩飾身為疫情輸出國卻仍阻撓受害者——臺灣參與 WHO ？

■ 為何臺灣推案的進展必須建立在國人的犧牲之上？

　　回顧我國歷年來的推案進展，自 1997 年首次以「中華民國」名稱申請觀察員參與 WHA 後，各年嘗試採取不同名稱闖關皆未果。歷年僅有 3 次成功讓我案進入 WHA 議程並付諸會員國表決，分別為 1997 年、2004 年與 2007 年。其中，歷經 2003 年 SARS 疫情爆發後的 2004 年，大會以 130 比 25 票，拒絕我案列入大會議程，然而，

卻是我國歷年推案中成果最豐碩的一次，美國與日本首度投下支持
票，歐盟 25 國、加拿大雖投下反對票，但會後也分別提出聲明支持。
同年，美國通過「108-235 公共法」，要求美國國務卿每年須向國會
報告美國如何協助臺灣參與 WHO，此作法一直延續至今。

令人難過的事實已不辯自明，當國際疫情爆發且散播到臺灣，
便是臺灣國際參與議題受到最大的關注與支持的時候。

■ 就是現在！立即啟動友臺網絡採取具體行動

台灣醫界聯盟基金會近年來每年拜會國內各大使館，呼籲各國
重視臺灣不在 WHO 造成全球防疫網漏洞的事實，並籲請各國支持
臺灣有意義及有貢獻地參與 WHO 事務。

第 146 屆執行委員會於 2020 年 2 月 3 日召開，按《執行委
員會議事規則》第十條，在會議開幕之前，會員國仍可提出一項
或多項具有緊迫性的其它項目列入「補充臨時議程」（supplement
thereto），並附有一份補充說明，幹事長應將任何此類項目列入議程，
使執委會與臨時議程一併審議。

WHO 執委會成員共有 34 名，由當時的執委會成員組成，共計
1 名友邦國家及 4 名理念相近國。然而，造成我國參與 WHO 最大阻
礙的中國亦為本屆執委會成員。

當執委會開議在即，必須立即啟動友臺網絡，動員友邦及理念
相近國於會議開幕前以「補充臨時議程」的方式提案，如此一來，
幹事長必須將提案列入議程中，於執委會中討論。討論亦須動員擔

任執委會成員的友邦及理念相近國等發言支持我案，其他非執委會成員雖沒有表決權但亦有發言權。在 COVID-19 疫情持續威脅臺灣及全球防疫的關鍵時刻，正是臺灣需要理念相近國在 WHO 場域（緊急委員會或執行委員會等）中，聲援臺灣必須參與的重要性與正當性。

在此急迫時刻，除了疫情成為國際關注公衛事件外，中國及 WHO 是否會違背健康人權精神及全球防疫需求，排除臺灣參與全球防疫活動及 WHO 事務，亦將成為國際關注焦點！

臺美擴大合作，
共創全球衛生實益

林世嘉 財團法人台灣醫界聯盟基金會執行長
吳宜瑾 財團法人台灣醫界聯盟基金會全球衛生研究中心主任
丁威名 財團法人台灣醫界聯盟基金會全球衛生研究中心副研究員
【2020 年 8 月 15 日刊登於蘋果新聞網】

COVID-19 疫情席捲全球，儘管臺灣防疫成績亮眼，但因中國阻撓持續被拒 WHO 之外，在美方多次對 WHO 領導力與透明度表達不滿而無果後，此次直接派出衛生及公共服務部長 Alex Azar II 訪臺，是向全球正式發出深化臺美衛生交流合作的訊號。

儘管美國國務院表示，已向聯合國正式發函，聲明美國將自 2021 年 7 月起，退出 WHO。然而，在美國 108-235 號公共法以及《臺灣友邦國際保護及加強倡議法案》（Taiwan Allies International Protection and Enhancement Initiative Act, TAIPEI Acts，簡稱臺北法案）各項法案的基礎上，美國持續支持臺灣參與國際組織與全球衛生議題的立場與承諾，並不會因此而動搖。

臺美衛生部長已連續數年於 WHA 期間，在瑞士日內瓦進行雙邊對談；而近年建立的「全球合作暨訓練架構」（GCTF）則更進一

步落實臺美合作，在結核病、腸病毒、登革熱、茲卡病毒、MERS，乃至於 COVID-19 等議題進行經驗交流與人員培訓。

　　本次 Azar 部長訪臺並見證簽署臺美醫衛合作備忘錄，除了擴大既有合作的深度與廣度之外，更是做出了高階的政治承諾，不僅是落實美國《臺灣旅行法》（Taiwan Travel Act）以及「臺灣友邦國際保護及加強倡議法案」（TAIPEI Act）中對於臺灣的保證，也向全球指出，臺美的衛生合作不會因為 WHO 的「以中國為中心」的利益結構和行動傾向而受影響，昭示著 40 餘年來臺美關係的新高峰。

　　建立在既有的合作基礎，以及隨著備忘錄帶來的政治承諾，臺灣可進一步積極思考與美方合作，並與國際社會分享臺灣防疫經驗，為全球衛生帶來實質貢獻。

　　例如持續爭取參與美國近年積極主導，並挹助大量經費之國際機制如「全球衛生安全綱領」（Global Health Security Agenda）「全球疫苗免疫聯盟」（GAVI）等，在特定全球衛生議題上，其能力並不遜於 WHO，其中 GAVI 更是在當前全球對抗 COVID-19 的行動中扮演了重要的領導角色，與 WHO 共同負責全球疫苗募資與分配的 COVAX 機制（COVAX Facility）。而臺灣亦可透過臺美衛生平臺提供協助，包括在疫情研發生產上，藉此貢獻更多之人力、技術與經驗交流。

　　因此，透過臺美衛生平臺，來連接到更廣泛的臺灣衛生網絡，例如美國近年來致力的印太合作議程，甚至是以此次臺美合作的方式，布局與理念相近國家如日本、澳洲、歐盟國家的合作，將是臺

灣未來參與 WHO 乃至於全球衛生議題的重要策略。

此外，在疫情中，臺灣經驗已成為重要典範，昭示著民主國家也能夠採用開放、透明、尊重人權的治理方式來對抗疫情，這不僅是臺灣與理念相近國家合作的核心價值，更是臺灣在物資、技術、實踐經驗之外，所能提供的最重要協助。

在本年度 WHA 中，全球各國達成共識，要求 WHO 審查與改革其抗 WHA73 明度與效率，真正的健康福祉必須建立在民主治理原則之上，而臺灣經驗正能夠成為全球衛生改革的指標與突破口。因此推動臺灣在 WHO 的改革過程中，扮演具有影響力的角色或是指標，也是另一個具前景的政策方向。

從美國退出世界衛生組織
析論臺灣參與策略調整

林世嘉 財團法人台灣醫界聯盟基金會執行長
【2020 年 8 月刊登本文英文版於遠景基金會】

　　美國國務院發言人於 2020 年 7 月 6 日表示，已正式向聯合國發函，聲明美國將自 2021 年 7 月起，退出世界衛生組織。關於美國為何退出 WHO、如何退出 WHO、退出後對於 WHO 的影響已有諸多討論，本文將著重於說明，在美國退出 WHO 運作之情形下，臺灣應如何調整 WHO 議題之整體策略。

■ 美國退出 WHO 對臺灣參與 WHO 的影響

　　美國支持臺灣參與國際組織的立場，並不會因為美國退出 WHO 而有所動搖，因美國對臺灣參與 WHO 事務的支持已由其 108-235 號公共法（Public Law）所規定，國務院每年皆須向國會報告進度。此外在川普於 2020 年 3 月簽署的《臺灣友邦國際保護及加強倡議法》（縮寫 TAIPEI Act，簡稱「臺北法案」）之中，其內文也明定支持

臺灣參與國際組織。

然而在美國退出 WHO 的情形下，美國將不會再以會員國身分出席 WHO 之執委會與 WHA，亦即將不會於會議中發言支持臺灣議題，更無法參與臺灣案之表決。此外，既有的、以美國為中心的友臺理念相近國家，其整體領導能力亦可能產生缺口，而各個歐洲國家對於川普執政方向的不滿，也有可能影響理念相近國家彼此間的同盟與互動。

臺灣參與 WHO 之策略建議

美國不以會員國身分參加 WHO，不代表不會以其他角色（如觀察員）或方式（透過雙邊合作或投資其他全球衛生基金），提出美國在全球衛生的立場，並運用其他方式發揮其影響力。

對我國而言，除了能透過與美國合作建立之「全球合作暨訓練架構」（Global Cooperation and Training Framework, GCTF），來持續深化於全球衛生議題上的合作，與此同時也應保持彈性與靈活，廣泛地在各種衛生機制中擴大臺灣於全球衛生的影響力。

此外，臺灣應積極匯聚歐洲國家的支持，以推動各個友臺理念相近國家，持續於 WHO 場域中為我國發聲，就此而言，日本、紐西蘭、德國（歐盟主席國）、加拿大、法國、英國、澳大利亞等皆是接下來的重點經營夥伴。

當前美國仍然是全球衛生行動最大的捐款方，聯合國 COVID-19 人道行動計畫的捐款中，美國的捐款仍然遠多於其他國家，而其退

出 WHO 時間更是在 1 年以後才會生效，在此期間仍是有眾多變數存在。美國當前的宣示，可以說是一項牽制 WHO、要求 WHO 改革的手段，而在這一波的 WHO 改革中，建立一個可以納入臺灣的 WHO 體系，則更是臺灣推案可以切入的新契機。

以戰養戰：
爭取臺灣全球衛生參與空間

林世嘉 財團法人台灣醫界聯盟基金會執行長
吳宜瑾 財團法人台灣醫界聯盟基金會全球衛生研究中心主任
丁威名 財團法人台灣醫界聯盟基金會全球衛生研究中心副研究員
【2021 年 1 月 11 日刊登於蘋果新聞網】

第 148 屆世界衛生組織（WHO）執行委員會（Executive board）於 2021 年 1 月 18 日舉辦，本屆執委會的任務，除商議 5 月第 74 屆世界衛生大會（WHA74）議程，更將檢視過去一年，WHO 與各國因應 COVID-19 的行動，而 WHO 特別為疫情設立的 3 個獨立審查委員會，也會於本次會議中提出報告。在全球疫情仍然嚴峻之際，WHO 在疫情中是否有延誤隱瞞、是否排除特定國家參與抗疫行動等議題，是此會議的重點。

在全球檢視 WHO 行動之際，臺灣必須主動出擊，向 WHO 與中國排除臺灣參與的不公作為表達抗議，並與更多的理念相近國家與友邦合作。在每一次的會議中推動提案，若始終抱持「避戰」態度，則如何向那些在疫情中給予我國龐大支持聲量的國際夥伴一個交代？尤有甚者，更可能讓國際誤以為臺灣已滿足當前的全球衛生

參與空間。

　　在第 148 屆執委會成員中雖無友邦國家，且中國也是此屆執委會成員，但仍有美國、澳洲、英國、德國數個持續支持臺灣的理念相近國家在列，我國應即刻與上述理念相近國家商議，按照《執行委員會議事規則》第十條的規定，在會議開幕之前，將「邀請臺灣出席世界衛生大會」一案送入本屆執委會「補充臨時議程」（supplement thereto）之中，而幹事長則須按照議事規則之要求，將臺灣案提交至執委會討論甚至進入表決。即便最終提案因中國動員邦交國而遭否決，也能再度喚起國際對臺灣議題的關注，更能以戰養戰，擴大此議題的能見度，持續為臺灣後續推案提供動能。

　　在過去的一年中，WHO 秘書處官員均對於臺灣議題持迴避態度，面對媒體採訪時屢屢托詞於「臺灣議題已經由聯合國 2758 號決議決定」或是「臺灣議題需由會員國決定，WHO 秘書處並無相關權責」等與法理和現實不符合的藉口。而在 2021 年 11 月初舉辦的 WHA 復會中，臺灣議題又如往年一般，在二對二辯論後，被主席裁定「按照總務委員會建議不予進一步討論」而無疾而終。

　　臺灣參與世界衛生大會，並不僅是臺灣願意成為全球衛生議題中的貢獻者、願意肩負促進全球民眾健康福祉的義務，相對而言，WHO 本就有義務納入每一個國家、照顧每一個民眾，在疫情未爆發之前是如此，在疫情席捲全球之際更是如此。在國際場合中，為了特定的議題爭辯本就相當常見，在去年的世界衛生大會中，美國與古巴、俄羅斯與烏克蘭、亞美尼亞與亞塞拜然等國均為了貿易封鎖、

領土問題，甚至是戰爭而展開辯論。「維護大會秩序」或是「保持與 WHO 的友好關係」均不應該成為我們放棄捍衛自身權利的藉口。

　　執委會與 WHA 相同，都是全球衛生界每年積極關注的重點會議，歷屆的會議也均會以直播方式向全球開放，臺灣應持續行動推案，將執委會作為累積推動量能的機會，不僅能捍衛我國 2300 萬民眾的健康福祉，更能為臺灣未來在全球衛生乃至於其他議題的參與撐出能見度與議題空間。

臺灣加入聯合國
須突破聯合國 2758 號決議枷鎖

林世嘉 財團法人台灣醫界聯盟基金會執行長、前立委
吳宜瑾 財團法人台灣醫界聯盟基金會全球衛生研究中心主任
丁威名 財團法人台灣醫界聯盟基金會全球衛生研究中心副研究員
【2021 年 4 月 25 日刊登於蘋果新聞網】

橫跨黨派的多位美國眾議員於 2021 年 4 月 19 日提出「臺灣國際團結法案」（Taiwan International Solidarity Act），意在強化 2020 年頒布之，團結法案內文強調將「進一步對抗中國藉由扭曲國際組織之用詞、政策與程序的方式，以在國際組織的議事中，宣稱臺灣是中國的一部份」，此外更有別於過往的挺臺法案，指出「聯合國 2758 號決議」不涉及臺灣地位。

1971 年通過的聯合國 2758 號決議並非機密，但外界卻經常將其誤解為「一中原則決議案」，事實上，該決議僅處理「中國代表權」議題，亦即聯合國藉由此一決議，承認「中華人民共和國的政府是中國在聯合國組織的唯一合法代表」，並決定「…把蔣介石的代表將其在聯合國與下轄機構所非法佔據的席位驅逐出去」。

然而，在中國長期推動與惡意解讀之下，聯合國 2758 號決

議儼然成為聯合國對「一中原則」的背書，更屢屢在臺灣申請加入聯合國機構如 WHO、國際民航組織（ICAO）與國際刑警組織（INTERPOL）時，訴諸「臺灣議題已由聯合國 2758 號決議決定」，而使得臺灣長年被聯合國機構拒諸門外。

綜觀決議全文，既未討論「臺灣是否為中國的一部份」，也未決定「臺灣是否為一個主權獨立國家」，更未表明「臺灣民眾是否由中華人民共和國統治與代表」。長期而言，如讓中國的一中原則論述成為國際共通的態度，對於臺灣國際參與將形成極其嚴峻的挑戰，甚至對臺灣民眾而言，也將有可能淡忘此一歷史真相。

2021 年初，以美國為首的理念相近國家，均對臺海地區的和平與穩定提出了承諾，例如 2021 年 3 月中旬美日印澳四方會談聲明「將致力建構自由、開放、健康、以民主為基礎的印太區域」，或是 4 月中美日高峰會談聲明強調兩岸和平的重要性，並關切中國在印太區域使用脅迫性行動，這些行動均切合拜登政府上臺後，宣示美國將重返多邊主義，並透過國際夥伴因應中國威脅的「戰略清晰」的政策方向。

臺灣更應利用當前各國的挺臺形勢，啟動一項於聯合國大會中「重新檢視 2758 號決議」之行動，向全球澄清該決議並無涉臺灣民眾、無關臺灣主權、更不應對臺灣的國際參與造成障礙，以徹底移除此一長年對臺灣國際參與之誤解與障礙。

近年來我國的國際參與策略多以「專業參與」為主軸，但與此同時，中國卻是持續加大力度，將臺灣議題框架為政治議題，臺灣

越不在這些議題上，做出全球層級的表態與行動，就越讓中國有機會持續宣傳其主張。臺灣必須意識到國際合作中政治的一面，中國從未降低對臺灣的政治主張，我國更必須積極澄清向國際社會說明，以保留臺灣議題的框架與空間，才能讓臺灣的專業參與做出更多實質的影響。在當前國際情勢對臺灣利多之時，爭取重新檢視聯合國2758號決議，是突破臺灣加入聯合國工作的首要關卡。

COVID-19 疫情下
思考建構衛生安全戰略性產業

林世嘉 財團法人台灣醫界聯盟基金會執行長、前立委
【2021 年 5 月 10 日刊登於遠景基金會】

由美、日、印、澳四國組成的「四方安全對話」（Quadrilateral Security Dialogue, QUAD），於 3 月 12 日舉行首屆領袖高峰會，宣布將建構一個橫跨 4 國的「QUAD 疫苗夥伴關係」（The Quad Vaccine Partnership），其中美國與日本將提供資金與後勤物流支援；澳洲協助印太各國建設 COVID-19 疫苗接種的「最後一哩路」；印度則將發揮其「世界藥房」的生產能力，優先製造 WHO 核可的各款疫苗。QUAD 疫苗夥伴關係預計將與各國際組織如 WHO 和 GAVI 展開合作，推廣其影響力至印太及全球。

本屆的四方安全對話在疫苗夥伴關係外，亦宣布將建立「因應氣候變遷」以及「新興關鍵技術」另兩個工作小組，也在會後聲明中指出「四方將致力建構自由、開放、健康、以及基於民主的印太區域」，這意味著在疫情後時代中的印太區域合作，將從地緣上透

過各國聯盟的「包圍網」抵禦中國勢力，討論的議題也不僅止於既有的民主價值觀與軍事對抗，更納入了氣候變遷、技術標準制定、衛生安全等，並將前述議題提升到國家乃至於區域安全的層次，最終著眼於重塑與重組全球產業供應鏈，在此一格局中，臺灣即具有廣大和全面的參與機會。

醫藥生技產業向為政府最關注的議題之一，行政院生技產業策略諮議委員會議（Bio Taiwan Committee, BTC）歷年來做為指引我國生技產業整體發展方向之上位機制。然而睽諸歷年 BTC 會議，探討議題集中在產業發展、異業合作、建全生態系、促進外銷與國際合作等等，從前述國安角度討論臺灣生技發展之思維，應受到更多重視。

疫情已向人類揭示，衛生安全在國家，乃至於區域與全球安全的重要性，就此而言，疫苗做為對抗疫情的重要武器，其所需要的原料、技術、人才、基礎建設與成品均應被視為各國安全戰略物資。然而，儘管我國國光生技早在 1965 年即行成立，連同後起者如高端、普生等，均是具有疫苗或是試劑製造經驗的老牌廠商，但在疫情中，前述眾多的「戰略性企業」，卻從疫苗研發、臨床試驗、製造代工、國際採購等關鍵行動，都棋緩一著，未能帶給國人信心。

而當前的全球情勢變遷，則提供了我國重新評估、體檢與建構衛生安全產業的機會：疫情之威脅實毋須贅言。而近年來，國際製藥大廠陸續將製造廠遷出臺灣，長期將會產生人才與技術的斷層，但在近期中美貿易對抗格局中，大量歐美企業移出中國已成為趨勢。

　　或是如同製藥與生技產業，因擔心關鍵技術外洩而移出中國。我國應把握此一機會，吸納生技與高科技產業鏈中的關鍵技術、製程、人才與資金，並切合我國積極發展與接軌國際的智慧醫療與精準醫療產業，讓國際關鍵技術成為臺灣生技領域發展的助力。若能持續吸引重點領域例如再生醫療之關鍵製程建置於臺灣，即便僅是再生醫療的委託製造，透過接單國際市場，長期而言將能夠促進我國技術、產能與競爭力的成長。

　　因此，結合國際關鍵技術與國安思考的衛生安全產業，將能夠讓臺灣於未來類似於 QUAD 疫苗夥伴關係的區域與國際策略，甚至在更龐大的區域安全議題中占有一席關鍵角色並提供重要的協助，讓臺灣不再只是因地緣政治位置而獲得重視，台積電的成就已珠玉在前，讓臺灣發展出另一項能為國際經濟與安全提供貢獻的產業，對進一步促進我國的安全與福祉已是當務之急。

2021 年世界衛生大會，臺灣案辯論和其他健康議題

林世嘉 財團法人台灣醫界聯盟基金會執行長、前立委
吳宜瑾 財團法人台灣醫界聯盟基金會全球衛生研究中心主任
丁威名 財團法人台灣醫界聯盟基金會全球衛生研究中心副研究員
【2021 年 5 月 24 日刊登於關鍵評論網】

　　世界衛生組織（World Health Organization, WHO）是聯合國體系中健康議題的主責單位，每年 5 月在瑞士日內瓦召開的世界衛生大會（World Health Assembly, WHA），更是全球衛生治理事務的最高殿堂，各項議題的審議結果將牽動著全球健康政策的未來方向，而長年來「出席 WHA」也是臺灣各界努力的目標。

　　WHO 處理的議題遠不只有防疫，更牽涉到促進全球健康福祉、對抗全球健康不平等、推動新興醫療技術讓每個人都受益等議題，不論能否夠與會 WHA 或參加 WHO 的各項事務，身為國際社群的一份子，我們都應該對各界 WHA 的重點議題保持關注。

　　本文將介紹 2021 年第 74 屆世界衛生大會（WHA74）上最值得關注的 5 項重點。

■ 2021 年 WHA 五大重點

議程 17：COVID-19 疫情審查

在 WHA74 上，最受矚目的焦點是議程 17，COVID-19 疫情的審查工作。在 2020 年的 WHA 上，會員國通過了 WHA73.1 號決議，要求幹事長啟動審查工作，來改善未來全球衛生緊急事件的防範因應機制。

三大獨立委員會的共識：WHO 能力受限、回應速度太慢

幹事長召開了 3 個獨立委員會來進行審查工作，審查重點包含：作為全球防疫基礎的《國際衛生條例》（International Health Regulations, IHR）是否發揮適當效果、WHO 與會員國間的協調與合作是否存在障礙、現有的緊急應變機制是否足以因應疫情等。

自 2020 年，3 個委員會已陸續發表了多份進度報告，報告不約而同地認為，WHO 的能力嚴重受限，原因包含資金運用的權限不足、啟動國際合作的能力不足、既有國際條約如《國際衛生條例》和《WHO 憲章》缺乏強制性機制與誘因等，使 WHO 反應速度及協調能力嚴重受限。此外，現有的預警機制在疫情初期無法成功地迫使每個國家採取有效的行動，例如是否戴口罩、是否限制社交距離、是否限制旅遊，因此必須研擬更細緻的預警機制並給與更明確的指引。

最後，現行用於評估各國防疫能力的工具流於形式，某些取得最高分數的國家反而受到最嚴重的影響，委員會也建議採取「國家

同儕評審」的方式來作為輔助評估機制。

全球防疫機制的改革

上述 3 個委員會，於 WHA74 中提出階段性的成果報告，並進行 2 項重點討論，一是病毒溯源及傳染途徑的相關討論；二是對後續全球衛生安全機制改革的建議，例如由歐盟高峰會為首倡議全球簽訂的「大流行防範條約」，就可能在會議中討論，並做為後續《國際衛生條例》的補充條文。

此外，2022 年 5 月舉辦的新任幹事長選舉，報告結論不啻是對於當前 WHO 幹事長與團隊的「期中考」，也可能影響選舉的結果。

議程 22.1：健康不平等 / 健康的社會決定因素

儘管在於 2021 年已成立的 74 年，全球的健康標準已經有了飛躍性的成長，但這些成長「不患寡而患不均」，高收入國家民眾享受著更好的基礎建設（乾淨水源、具有感染控制能力的醫療機構、專業且充足的衛生工作者等）以及更佳的健康狀況，但大量中低收入國家的民眾卻連最基本的藥品都難以取得。WHO 憲章中提出的願景，迄今仍是可望而不可即。

疫情中的不平等：「疫苗民族主義」

議程 22.1 將討論全球健康不平等，尤其受到 COVID-19 疫情的影響，高收入國家與低收入國家之間、國家內部的高收入群體與弱勢群體之間的不平等又更被凸顯。

　　疫苗的採購與分配更再次體現健康不平等的問題，2021 年 1 月執委會上，WHO 幹事長譚德賽在演講中指出「49 個高收入國家已經接種了 3900 萬劑疫苗，而某個最為貧窮的國家僅取得了『25 劑』疫苗」、「全球離災難性的道德崩壞只差一步」。

　　致力於達成「全球疫苗公平取得」的 COVAX，便是為降低「疫苗不平等」所設立的機制，期望透過「高收入國家認購疫苗及捐款」與「低收入國家接受補助採買疫苗」，來讓 COVAX 掌握全球需求量、匯聚資金，並在疫苗上市後確保低收入國家可以取得足夠的疫苗。

　　然而，實際上已開發國家仍優先鞏固國內庫存，大藥廠也傾向透過私下雙邊合約進行交易，儘管 COVAX 已經自 2021 年 2 月發放疫苗，並優先提供給中低收入國家，但截至 2021 年 5 月 4 日，COVAX 已經出貨的 5300 萬劑疫苗、相較全球已經接種的近 12 億劑疫苗而言，仍只佔了極小的一部份。

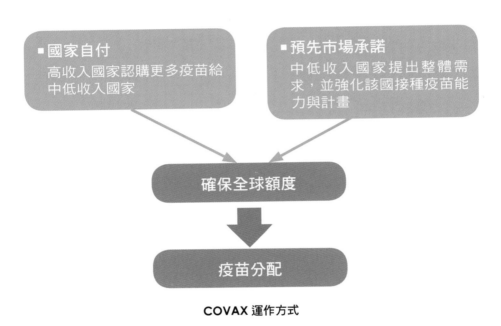

COVAX 運作方式

全球如何行動改善不平等？

　　幹事長宣布 2021 年的世界衛生日（4 月 7 日）將以「健康不平等」為主題，旨在讓各界注意到健康不平等議題對全球造成的影響與損害。在幹事長的倡議之下，已經有瑞典、紐西蘭與法國等國家，承諾將國內多餘的疫苗額度分享給 COVAX，我們也可以關注，在 WHA74 中，各國對於健康不平等、多邊合作機制上的承諾，如何轉化為系統性的具體行動。

議程 14：健康的永續發展目標

議程 14 將討論健康的永續發展目標（Sustainable Development Goals, SDGs），SDGs 是當前聯合國體系最重要的全球議程，涵蓋了從消除貧窮、消除飢餓、達成健康福祉、促進性別平等、促進包容與永續的經濟成長等共 17 個目標。其中第 3 項 SDG 聚焦在「健康福祉」，包含了孕產婦與新生兒健康、傳染性疾病防治、非傳染性疾病、物質濫用、道路安全、達成全民健康覆蓋（臺灣全民健保就是全民健康覆蓋的一種形式）等議題。

COVID-19 重擊 SDGs 進展

儘管各國已經做出承諾要於 2030 年達成 SDGs，但 COVID-19 的爆發不啻是對全球努力的重重一擊，除了「溫室氣體排放」的目標外，幾乎每一項 SDG 的進度都在 2020 年遭到了阻礙，而 SDG3 更是首當其衝。

WHO 連續 2 年針對各國衛生服務停擺進行調查發現，因為疫情，全球有 90% 的國家的必要衛生服務受到干擾，20% 的國家無法提供急診、重症照護與外科手術等緊急服務，33% 的國家的醫藥品供應鏈受到影響。聯合國 2020 年全球 SDGs 進度報告則指出，在中低收入國家衛生體系受到疫情影響的情況下，這些國家孕產婦與兒童的死亡人數可能增加 9.8% 到 44.8% 不等。最基本的疫苗如白百破、麻疹、小兒麻痺等等的接種工作因為疫情而停擺，而使 2400 萬名兒童面臨風險；疫情也使愛滋病、瘧疾、結核病等等傳染性疾病也將

捲土重來。

全球如何重新啟動

面對種種令人憂心的趨勢，WHA74 已進行系統性的檢視與審議，探討許多除了 COVID-19 以外的重要衛生議題，並討論全球應如何重新啟動，使 SDGs 的努力與進度回到正軌。

議程 13.3：癌症與罕見疾病的新興醫藥品和技術

WHO 近年來對於新興技術的討論十分熱衷，例如 2019 年成立數位健康部門、2020 年 WHA 通過《2020 至 2025 年數位健康全球策略》，以此推動全球數位健康技術的發展。在 2021 年的 WHA 議程 13.3 中，則將目光轉移到了癌症與罕見病的新興治療方式，並討論了近期有長足發展的細胞治療與基因治療。

細胞與基因治療進入 WHO 議程

相較於產業界更熱衷於討論如何擴大產業規模、增加合作夥伴，WHO 更關注非傳染性疾病、癌症與罕見病的患者取得需要的衛生服務與製品時的公平性議題。以糖尿病照護為例，並非每個國家都具有能力向每位有需要的患者提供安全、有效而且可負擔的血糖檢測、胰島素與注射針具。許多衛生體系較脆弱的國家，往往有研發投資不足、供應鏈薄弱、國家缺乏管理能力與政策等問題，而使民眾在罹患非傳染性疾病、癌症與罕見疾病時更難以取得服務並恢復健康。

此外，如細胞治療與基因治療這類新興技術，各國的管理框架

並不一致，甚至還未研擬完成，加上如專利壁壘、價格居高不下的限制，因此，確保民眾取得安全、價格合理的新興技術亦成了 WHO 的重要議題。

如何確保新興療法人人受益

WHO 目前已經啟動了一系列工作，例如參與「醫藥品公平定價論壇」中的政策討論，促進各國承諾提升醫藥品的價格透明度，以揭露研發成本、揭露訂價策略等資訊。

其次也將部分的癌症與罕見病藥物納入《WHO 基本藥物標準清單》（WHO Model List of Essential Medicines），促進各國將這些藥物列入健保體系的採購與核銷程序。此外，針對較為先進的細胞治療或是基因治療，WHO 已經將部分療法如 CAR-T 免疫療法納入「WHO 國際非專利名稱計畫」（WHO International Nonproprietary Names Programme, INN），統一療法中所使用的物質與名稱。

臺灣參與案

以出席 WHA 為起點，並透過 WHA 爭取臺灣參與更多 WHO 專業與技術性會議，甚至是成為全球衛生機制與網絡的一份子，仍應該是臺灣參與全球衛生的重要途徑。議程 1.4 中，大會會審議「是否將臺灣出席 WHA 案列入議程」，以及針對此議題進行的「二對二辯論」。

COVID-19 證明全球團結抗疫的重要

COVID-19 向全球揭示了，在這個交流更為密集的全球化社會中，迅速、透明與誠實的溝通與經驗分享，才是對抗疫情及各種健康議題的最強大武器。一個國家或許可以暫時地對抗某些疾病，但絕不可能永遠地對抗所有的疾病。即使是防疫模範的臺灣，也在近期面臨了社區傳播的危機，COVID-19 絕對不是最後一場全球大流行，臺灣必須要加入 WHO 與各種國際機制，和全球合作對抗各種疾病。

臺灣在第一時間對疫情的精準判斷，是我們將疫情拒於境外 1 年多的關鍵，在未來 WHO 與全球衛生的改革中，臺灣的加入意味著更為多元的資訊來源、更準確的判斷，在與全球合作的同時，我們也能夠從 WHO 的各項機制與技術性會議中，取得第一手的資訊，讓臺灣民眾受到更好的保護。

此外，臺灣數位防疫與精準健康的應用，正符合 WHO 當前對新興技術的興趣，讓臺灣分享我們成熟、豐富、尊重個人權利的數位健康應用經驗，將能為全球提供重要的參考。

而隨著全球衛生治理逐漸轉型，變得更為彈性、更重視公私夥伴關係，臺灣更可以延伸我們在民間組織、學術單位與私部門的觸角，與全球衛生網絡達成更為緊密的合作與連結。

除了友臺聲援，更要關注全球健康福祉

2021 年的 WHA，臺灣受到的國際支持聲量更超過以往，G7 外

交部長會議聲明支持臺灣出席 WHA、法國參議院以全票通過支持臺灣出席 WHA 的決議案、美國國務院發言人也公開支持「我們必須在世界衛生大會聽到臺灣的聲音」，預計直到會前臺灣仍會持續獲得更多支持。

　　不論是否成功出席 WHA，我們仍應謹記臺灣是全球的一份子，必須為全球的健康與合作提供貢獻，參與 WHO、出席 WHA 固然是重要的目標。但我們真正應該著眼的，是全球的衛生安全與民眾的健康福祉，這些議題的重要性更超越了 WHO，也是全民可以共同努力的方向。

全球衛生治理新局勢，
臺灣如何參與？

林世嘉 財團法人台灣醫界聯盟基金會執行長、前立委
【2021 年 5 月 31 日刊登於《遠景論壇》】

　　2020 年 5 月 29 日，時任美國總統川普宣布，美國將退出世界衛生組織（World Health Organization, WHO）的運作，並強調美國向來是 WHO 與各種全球衛生機制中，提供最多援助與資金的夥伴，然而 WHO 無法妥善因應 COVID-19 疫情，並拒絕進行透明度與訊息通報方面的改革，因此美國將撤出派駐至 WHO 的官員、並將原用於 WHO 的預算轉移至其他國際衛生機制。

　　不到一年後，在 WHO 第 148 屆執委會上，Dr. Anthony Fauci 代表新上任的拜登政府發表了演講，宣布美國將重新回到 WHO 以及相關國際多邊機制、提供資源與資金，與各國攜手合作對抗疫情，此舉被 WHO 官員譽為「近期全球衛生界最美好的一日」。

　　然而，美國的短暫退出與迅速重返，皆無法避免全球衛生治理正在發生的變革：去中心化的治理框架、多元行為者的治理環境、

更重視公私夥伴合作的創新機制。

以資金面而言，慈善基金會如比爾與梅琳達蓋茲基金會是 WHO 第二大的捐助單位，僅次於美國，但相較於國家利益優先的政府撥款，慈善基金會的影響力更受全球衛生界的推崇。此外，在去年美國宣布停止撥款後，不但未形成 WHO 的資金真空，反使歐洲、中國等蓄勢待發的國家更積極支持各項抗疫機制，例如 COVID-19 團結應變基金（協助各國因應疫情之緊急應變資金）、ACT 加速器（協助各國取得 COVID-19 的診斷、檢測、疫苗與衛生體系技術的平臺，其疫苗支柱即是 COVAX）等。在「票票等值」的世界衛生大會運作中，過往以捐款發揮影響力的作法已不再如以往有效。

以領導力而言，全球衛生的領導結構也發生了轉變，在衣索比亞籍 WHO 幹事長譚德賽上任後，積極選任非洲與其他發展中國家之意見領袖與科學家進入 WHO 顧問團，使發展中國家在全球衛生議程的聲量比以往更加壯大；另一方面，更多元的非國家行為者（慈善基金會、學研單位、企業等）及公私夥伴關係，在疫情中也發揮重要作用。舉例而言，作為全球規模最大的抗疫平臺的 ACT 加速器，其主要的倡議方、技術提供方幾乎均為公私夥伴機制，如全球免疫聯盟（GAVI）、比爾與梅琳達蓋茲基金會、大流行預防與創新聯盟（Coalition for Epidemic Preparedness Innovations, CEPI）等，有別於既有的以國家為中心，甚至是以 WHO 為中心的模式，這些新的機制與行為者也同樣能團結資源並創造具體成果。

綜上所述，拜登政府宣示要重新參與的全球衛生治理，美國勢

必要提供更為多元和創新的領導力與行動模式，以重新回到全球衛生治理體系之中，舉例而言，美國近期聲明暫時放棄疫苗智慧財產權，並將透過 WTO 體系向全球分享疫苗專利與技術，就是一項極具野心的舉措。

在此全球衛生治理重新洗牌的局勢當中，臺灣的數項優勢，則恰能契合正在發生的全球衛生治理轉型。

首先，臺灣民主防疫與資訊透明的政策理念，是全球衛生轉型的重要參考。為敦促 WHO 的治理改革，WHO 已經召開了數個獨立委員會來審查全球的 COVID-19 因應行動，審查報告將作為全球衛生安全改革的參考，甚至可能影響 2022 年舉行的 WHO 幹事長選舉結果，乃至於根本性的全球衛生條約如《國際衛生條例》的修訂。民主國家必須確保改革的成果能讓 WHO 更具有課責性與透明度，避免 WHO 被特定國家把持。臺灣作為全球防疫最好的民主國家之一，更是全球衛生轉型中的重要夥伴。

其次，臺灣數位防疫與精準健康的應用，正符合 WHO 的數位化趨勢，近年 WHO 已啟動多項工作，強化全球衛生資訊的監測與蒐集、重視資訊透明度，以及應用數位技術來促進發展中國家的健康福祉，例如 WHO 於 2019 年成立的數位健康部門，將專責協助會員國發展數位健康技術，而 2020 年世界衛生大會更通過了《2020 至 2025 年數位健康全球策略》（Global Strategy on Digital Health 2020-2025），推動各國建構整合性、在地性、與對抗不平等的數位健康政策，臺灣經驗更能夠於此議題作出豐富的貢獻。

　　第三，強調公私夥伴的全球衛生治理趨勢，對臺灣而言則提供了更多元的參與空間。臺灣的國際參與長期被中國操縱為國家地位問題而處處受到打壓，然而在去中心化的全球衛生治理生態中，強調的是多元「合作夥伴」而非國家「領導」，當國家不再是唯一重要的角色時，臺灣透過民間組織、學術單位、私部門參加全球衛生合作的機會亦更多元。

　　「參與世界衛生組織」與「出席世界衛生大會」向來是臺灣外交工作的重點，但面對未來更多元與變動的全球衛生治理結構，臺灣也應保持「超越世界衛生組織」的態度，將目光放到每一個國家與每一個民眾，將其視為我們的合作夥伴，建構更密集與具體的國際衛生合作網絡，更能夠為未來的國際合作提供契機。

第 74 屆世界衛生大會：
全球賽局與臺灣未來推案策略

林世嘉 財團法人台灣醫界聯盟基金會執行長、前立委
【2021 年 7 月 16 日刊登於《遠景論壇》】

　　第 74 屆世界衛生大會（WHA74）已經於 2021 年 5 月 31 日閉幕，綜觀全會各國之發言與重點議題，仍然是圍繞在 COVID-19 疫情對民眾健康造成的威脅，以及如何消弭疫情中的全球疫苗不平等，但與此同時，在 COVID-19 疫情的全球賽局之下，仍能看到各國爭取利益最大化的各項作為以及由此而來的國際互動。

　　以當前最受關注的「疫苗民族主義」議題而言，即可以看到最為標準的「囚徒困境」：在各國選擇「合作」（僅購買必要額度的疫苗）時，優先選擇「不合作」（自行大量購買疫苗）的國家將能夠取得更多的利益，因此對於每一個國家而言，「搶購疫苗」就成為了必然的決策，抱持著「不搶則失分」的心態，最終造就了全球疫苗的強烈分配不均。

　　在國際層次而言，WHO 或是其他的全球機制，其任務則是緩

解此一困境，平衡各國利益與全球利益間的矛盾，讓有能力取得更多疫苗的國家願意釋出配額，去援助脆弱與高風險的地區，此即為 COVAX 的使命，雖然到目前為止，COVAX 仍受限於嚴重的資金缺口與疫苗產能不足，但也仍然向中低收入國家提供了 8000 萬劑疫苗。WHO 作為全球機制固然有其「化解囚徒困境」的「理想主義」的宗旨與使命，但各國藉由 WHO 去遂行各種行動，來最大化其國家利益，亦是符合「現實主義」的運作。這也凸顯了，觀察當前全球衛生治理的重點已不再只是健康與科學，而是必須納入外交與政治的因素。

而從今年大會的幾項決議中，也可以看到 WHA 作為全球衛生的最大的「競技場」，要處理的問題也早已超過科學本身。

舉例而言，今年大會通過「巴勒斯坦被佔領領土與敘利亞被占領領土衛生情形」一案，該案關注的是 1967 年「六日戰爭」後，以色列佔領的巴勒斯坦屬東耶路撒冷，以及敘利亞屬戈蘭高地二區域民眾的健康情形，並且訴求即使前述爭議區域之主權未有定論，但仍授權 WHO、聯合國組織與巴勒斯坦政府，能夠在當地進行人道行動與衛生援助，以保護民眾健康。

然而，隨著近期以巴衝突升溫，以色列與其盟友期望的是「減少國際對巴勒斯坦等地區被占領一事的關注」，相反的巴勒斯坦與其盟友則訴求「更大的國際關注」。雙方在今年的 WHO 治理會議中也進行富含政治算計的「過招」。

首先，以色列於今年 1 月 WHO 執行委員會中提案，要求有關

巴勒斯坦等被佔地區的討論限縮為 1 份定期「進度報告」，從大會的常規議程中移除，此提案在會議上經投票後否決。

伊斯蘭國家也隨即在 2021 年 5 月大會中「回敬」對方，提出一項決定草案，除要求 WHO 與聯合國機構持續進入該區域進行實地監測，更要求讓巴勒斯坦衛生部門能夠在該地具有更高的行動權限，例如提供 COVID-19 醫藥品、救護傷員與人道主義者、強化衛生系統等；此外更透過本年度全球對心理健康議題的關切，敦促「WHO 評估該地區人民因長期空襲轟炸而導致的心理健康問題」，直指以色列的侵略行為造成的損害。此項討論罕見地進行記名表決，最終以 97 國投票，83 國支持、14 國反對通過該決定。

另一個同樣具有政治色彩的議題則是「擴大教廷參與 WHO」一案，教廷自 1953 年以來，即以「非聯合國會員國之國家」的定位，定期受邀以觀察員身份出席大會，而在今年大會通過了一份決議，不僅將常態性邀請教廷出席大會，也明文賦予教廷參與 WHO 事務的更多權利，例如，教廷可以參加 WHA 以外的各項治理會議如執委會、規劃預算委員會等，並具有發言權，教廷可以就牽涉自身之議題提出決議與決定草案，簡言之，此一決議將教廷的與會權限，提升到如巴勒斯坦的「常態性觀察員」地位，甚至較巴勒斯坦而言，還能參與更多的理事會議。

觀察巴勒斯坦案，可注意到該國利用健康福祉當作論述核心，最終創造了符合國家利益的成果；而在教廷案中，則可以發現，即便不是「聯合國會員國」，仍可透過決議文擴大其在 WHO 之中的

權限，兩者皆透過了健康福祉的論述，而取得了實際上的利益，均是臺灣未來推案可參考的寶貴實例。

本文並非建議臺灣放棄歷年來對於貢獻全球衛生的承諾，亦非質疑 WHO 作為衛生專業組織的專業性，更非要定論公共衛生政策中「政治」與「科學」孰輕孰重，而是要指出，參與國際組織必須考慮到國際行動中現實主義的一面，利用 COVID-19 疫情所帶來的全球賽局，去推動與提升臺灣能夠透過 WHO 取得的資源或參與的權限。

臺灣長期因中國阻礙，而缺席了聯合國與全球事務的討論，因此保有對於現實政治的靈敏的「嗅覺」則更形重要，利用各項契機去撬動臺灣的參與，讓臺灣案不只停留在「二對二辯論」、「專業參與」或「專家出席會議」等有限的聲量與討論之中。在國家健康與全球健康賽局中，納入更廣泛的國家利益考量，或是在國家利益的戰略中，強調健康福祉的影響，將是臺灣全球衛生參與上，不可忽視的策略。

向誰效忠？
COVID-19 疫情下的全球衛生治理觀察

Chapter
4

與「新常態」大流行的系統性解決方案

臺灣無法參加全球疫苗機制恐為孤兒

林世嘉 財團法人台灣醫界聯盟基金會執行長、前立委
【2020 年 9 月 5 日刊登於蘋果新聞網】

　　在全球 COVID-19 疫情中，作為全球衛生領袖的世界衛生組織（WHO）陸續建立了多個全球層級的疫情因應機制。然而，臺灣作為一個主權獨立的國家，卻被排除於這些機制之外，對我國對抗 COVID-19 疫情、保護民眾健康福祉的工作，造成了巨大的風險。

　　當前，在研發 COVID-19 療法上，已有收案規模極大、橫跨全球各國的「團結臨床試驗」（Solidarity clinical trial）；在促進 COVID-19 診斷、療法與疫苗的研發進度與公平性的議題，則有「ACT 加速器」（Access COVID-19 Tools Accelerator , ACT Accelerator）；而近期更在 ACT 工具加速器的合作框架下，建立了「COVAX 機制」（COVAX facility），旨在盤點、確認全球的疫苗需求強度，並透過高收入國家認購、低收入國家補助的方式，保證在疫苗開發成功後，能夠公平地提供給每個國家。

　　截至 2020 年 8 月中旬，全球已經有 26 劑疫苗進入人體試驗，更有 5 劑進入臨床三期（大規模試驗），這種前所未有的進度，顯示了在全球 COVID-19 疫情肆虐的情況下，各國更有意願匯聚共同資源與知識打「團體戰」，較各國獨自開發藥物的個人賽，更符合全球急迫的需求與利益。

　　儘管臺灣在全民共同行動，以及謹慎的防疫政策之下，有著亮眼的防疫成果，但以相對各國較少的確診案例，或僅有零星的社區感染案例而言，我國的民眾並未普遍具有免疫力，也缺乏足夠多的案例來進行國內藥物與疫苗的臨床試驗。因此，加入前述全球機制以取得全球各界共享的技術與經驗，使臺灣民眾也能在國際疫苗開發出來的第一時間，以同等的價格取得合理的配額，是避免未來疫情大規模再爆發的迫切工作。

　　然而，「團結臨床試驗」是由 WHO 主導，「ACT 加速器」及「COVAX 機制」等機制皆由 WHO 扮演關鍵性的協調角色，由於臺灣不是 WHO 的會員國，因此在取得相關第一手資訊及參與相關活動上，存在嚴重資訊落差。而更令人擔憂的是，當臺灣申請參加此類機制時，WHO 也必將以「臺灣不是 WHO 會員國」或「臺灣是中國的一省」為由，認為中國會將所分配到的疫苗配額提供給臺灣，而忽略臺灣 2300 萬人的健康需求。這種不符事實的藉口與作為，過往也曾於 WHO 場域發生，例如開創全球疫苗研發平臺先河的大流行性流感防範框架（PIP Framework），就因為要求參與國家必須是 WHO 會員國，而將臺灣排除在外，我國政府不可不審慎待之。

對我國而言，現階段除積極向全球表達臺灣不僅能獨立對抗疫情，更能夠向其他國家提供防疫物資，也應即刻布局讓民眾取得全球疫苗機制的配額。一方面須積極接洽全球疫苗免疫聯盟（GAVI）及「COVAX 機制」提出加入意願，另一方面則透過歷年所經營的雙邊與多邊衛生合作框架，如 APEC、臺美合作訓練架構（GCTF）乃至於近期與美國簽訂的衛生合作備忘錄等，藉由臺灣參與的國際網絡和理念相近國家的協助，來爭取我國參與這些全球防疫機制。最重要的是，必須持續在國際場域中對抗中國的矮化與打壓，重申臺灣作為主權獨立國家，不應被國際忽視，而造成全球防疫網絡的漏洞與風險。

臺灣將被「全球大流行公約」排除在外

林世嘉 財團法人台灣醫界聯盟基金會執行長、前立委
【2021 年 6 月 21 日刊登本文英文版於遠景基金會】

敦促全球團結、獨漏臺灣的 WHA74

第 74 屆世界衛生大會（WHA74）於 2021 年 5 月 24 日開議之際，臺灣該日新增 595 例確診病例（334 例本土、5 例境外移入及 256 例校正回歸），在臺灣疫情急遽升溫的緊張時刻，各國衛生部長齊聚一堂宣示「全球合作」，大會上卻不見臺灣代表的身影，這場「敦促全球團結、獨漏臺灣的 WHA74」顯得格外諷刺。

會員國同意推動《全球大流行公約》
(Member states commit to push Pandemic Treaty)

WHA74 通過了一項可能影響全球衛生治理甚鉅的決定——各國對簽訂新的《全球大流行公約》做出了一致的承諾和意願。

這份新公約將用於補充既有的《國際衛生條例（2005）》、強化全球大流行的防範和因應能力，並且提升全球衛生治理的透明程度和課責程度，在一些獨立委員會的報告或是會員國的發言中，甚至強調新公約應讓 WHO 具有權限，在必要時可以忽略會員國的意願，針對公共衛生風險進行調查與事實查核。

全球大流行公約的下一步

雖然當時尚未有「全球大流行公約」的具體草案，但 WHO 首先將於 9 月中，啟動一項開放給所有 WHO 會員國申請加入的「WHO 公共衛生緊急事件防範因應會員國工作小組」，工作小組的目的是審議 WHO 近一年來成立的各個 COVID-19 獨立審查委員會的報告，並討論如何落實這些報告與建議，以改革全球公共衛生緊急事件的因應能力。

而在 11 月將召開的「WHA 特別會議」中，將審視 9 月工作小組的報告，並進一步針對條文內容、是否納入強制性條款要求會員國遵守義務、是否提供 WHO 更高權限、條約將作為現有國際法律的補充文件或是另立一份全新公約、公約締約方資格等議題進行更完整的討論。

顯而易見地，這項在前所未見的大流行中成案的公約，將會對全球衛生治理帶來深遠的影響。然而遺憾地，臺灣仍然被排除今年的大會之外，無法參與此議題的相關討論，並也可能同樣被排除在 9 月和 11 月的會議之外。

■ 全球必須確保臺灣參與，以避免防疫缺口

我們重申 WHO 的使命為「讓所有人享有最高可取得的健康水準」，必須考慮到每一個人和每一個地區的健康福祉，我們同時呼籲，WHO 應該積極邀請臺灣參與「全球大流行公約」的相關討論。從 9 月之工作小組，到 11 月之 WHA 特別會議，WHO 應提供臺灣所有非正式協商的討論文件，並邀請臺灣專家參與相關討論。

此外，呼籲臺灣的理念相近國，協助參與相關討論，甚至成為公約的締約方，包含以下方式：

必須推動大流行公約納入「普世條款」

不應以「是否為聯合國成員」為成為締約方的資格，而是開放給所有具實際衛生管轄權的政府機構締約，保障臺灣能夠成為大流行公約的一份子。

必須臺灣與中國區分為兩個不同的「衛生區域」

觀察直到目前的討論，各國大致上同意需要設立一個委員會來監督締約方落實公約義務、強化衛生安全的情形，臺灣必須爭取在此一監督框架中，與中國、香港、澳門顯著區分，避免在傳染性疾病爆發之際，被劃分為同一區域，而遭受不必要的封鎖或是汙名。此外，也應該確保在公共衛生緊急事件爆發之際，能夠直接取得來自 WHO 的疫情資訊、技術援助，甚至是相關的衛生技術轉讓，而不會受到中國政府的阻擋。

應向全球宣傳，將臺灣排除在公約締約方外將會造成的風險

在疫情爆發的一年半以來，臺灣是以一己之力對抗疫情，對於 WHO 或是其他多邊機制提供的資源、技術協助、最即時與前沿的專家討論幾乎無由參加，在臺灣疫情爆發之際，仍然只能依靠自身力量或雙邊關係來對抗威脅。全球應當要了解，從腸病毒、SARS 以來，全球衛生治理的典範並沒有實際上的轉變，《國際衛生條例》、WHO 的工作始終存在破口與空白，全球如果希望達成真正的平等、包容性與透明治理，就必須納入臺灣的參與，這是全球應當做出的承諾。

除非所有人都健康，否則沒有人會健康

不可諱言的是，簽訂新的大流行公約、被接納成為締約方對臺灣而言，仍然將面對大量來自中國的阻礙，臺灣需要大量與友邦和理念相近國家合作，才能夠因應此一挑戰。正如 WHO 幹事長所言「除非所有人都健康，否則沒有人會健康」，而疫情將是開啟此一合作、使全球衛生治理典範轉移的良好機會。

第 75 屆世界衛生大會前夕，
美國兩布局重回治理核心

林世嘉 財團法人台灣醫界聯盟基金會執行長、前立委
吳宜瑾 財團法人台灣醫界聯盟基金會全球衛生研究中心主任
丁威名 財團法人台灣醫界聯盟基金會全球衛生研究中心副研究員
【2022 年 5 月 13 日發布於關鍵評論網】

美國於 2022 年 5 月 13 日主辦第 2 屆全球 COVID-19 高峰會（Global COVID-19 Summit），全球各重要國家及重要區域聯盟如 G7、G20、非洲聯盟、加勒比海共同體及臺灣等，有 41 個國家與會。此外，在第 75 屆世界衛生大會（WHA75）中，美國更領銜提案修訂全球衛生安全領域中最重要的《國際衛生條例》（International Health Regulation, IHR），並且處處針對中國的行為進行反制。這 2 項佈局，已凸顯美國積極爭取主導全球衛生議程、重回治理核心的戰略意圖，WHA 成為其展演領導力的舞臺。

自拜登總統上任，美國便積極投入全球衛生的議程設定，從《大流行公約》的辯論到《國際衛生條例》的修訂，美國皆積極主導討論。在 2022 年 1 月，美國便已提出《國際衛生條例》之修訂案，而這項提案也 WHA75 中討論。其改革重點大致包含：（一）建立全

球的衛生安全能力定期審查機制；（二）授權 WHO 可在締約國不願意提供查核資訊時，直接向全球通報風險；（三）締約國如果拒絕 WHO 的技術協助時應具明理由，而 WHO 應向各國通報此一情形；（四）締約國如果拒絕 WHO 入境執行實地調查時同樣應具明理由，而 WHO 應向各國通報此一情形；（五）建立一個《國際衛生條例》的合規審查委員會，審查締約國遵守條約之情形，而 WHO 秘書處每年均應向 WHA 通報各項相關行動。

觀察美國提出之修訂案，從疫情起源調查、國家通報義務、合規審查等，可說是每一劍都揮向了中國，透過建構更具有效率、更透明的全球衛生治理模式，將使 WHA75 中國無由再逃避與卸責，而在此議題的討論中，WHA 將成為操作的舞臺。

不僅如此，就在 WHA75 召開的前一週，美國辦理了第 2 屆全球 COVID-19 高峰會，以「終結大流行急性期、防範未來衛生威脅」為主軸，討論 COVID-19 大流行中的衛生體系議題，如醫藥品物資、全球物流、基礎建設等。

自從 2021 年 9 月美國辦理首屆全球 COVID-19 高峰會後，此高峰會在美國強力的運作與倡議下，已經成為聯合國大會、WHA 之外，最為高階的全球 COVID-19 討論平臺，而考慮到聯合國大會與 WHA 的討論仍集中在治理體系、整體改革時，美國主導的議題方向更為實務與貼近各國需求，而使其更容易建立強健的夥伴關係。

在美國一系列的行動下，可以注意到兩個趨勢：一是美中衝突已更具體地上演在各個場域中，COVID-19 疫情的全球治理也不例

外；二是美國有意處理「聯合國中的中國因素」，因此積極於聯合國體系之外，自行主導 COVID-19 高峰會，並號召全球具有影響力的國家出席，宣示意義濃厚。此外，美國亦未放棄在 WHO 場域增加自身的聲量與議程主導空間，從美國積極主導大流行公約相關討論及領銜修改 IHR 便可知其野心。美國在重新取得領導力的同時，也致力於創建一個更由民主夥伴主導的全球衛生治理典範，以牽制中國在衛生領域的「中國抗疫模式」宣傳攻勢。作為理念相近國的臺灣，更因趁勢思考我國在美國重回全球衛生治理主導權的路線上，可以扮演何種有意義貢獻的角色，以凸顯我國的參與對美方全球布局具有重要性。

議程 16.2 強化 WHO 公共衛生緊急事件防範與因應能力

大會文件 A75/18 為《國際衛生條例》修正案，具體重點：

- 第 5 條「監測」：建立衛生安全能力定期審查機制，WHO 應制訂潛在衛生緊急事件之預警標準。

- 第 6 條「通報」：各國應於 IHR 對口收到資訊後 48 小時內啟動評估並以「最有效方式」回報。

- 第 9 條「其他通報」與第 10 條「查核」：取消「WHO 應和締約國協商並取得查核資訊」規定，要求 WHO 在締約國不提供合作與建議的情形下可直接分享風險資訊。

- 第 11 條「WHO 提供資訊」：新增「WHO 評估有必要向各國提供資訊時可直接提供」規定，WHO 公開風險資訊時僅需向當事國通報（而不用進行協商），WHO 應每年向 WHA 報告上開活動。

- 第 12 條「國際關注公共衛生緊急事件，區域關注公共衛生緊急事件與中階警報」：授權幹事長可「隨時根據收到的通報與資訊發出中階公共衛生緊急事件警報，授權區域署主任發出區域警報。

- 第 13 條「公共衛生因應」：WHO 應向締約國提供技術協助與建議（且締約國應於 48 小時內回覆是否接受），締約國如拒絕 WHO 協助應說明相關理由（WHO 應向其他國家通報），締約國應就實地調查工作提供便利（如拒絕提供應說明相關理由）。

- 第 18 條「人員、行李、貨物等建議」：應避免對國際貿易與旅遊造成不必要干擾、應適當豁免對衛生工作者與物資的限制。

- 新增第 4 章 (53 條)「合規委員會」：審查與提報締約國遵守《國際衛生條例》的情形。

觀測 2022 年世界衛生大會
五大重點

林世嘉 財團法人台灣醫界聯盟基金會執行長、前立委
吳宜瑾 財團法人台灣醫界聯盟基金會全球衛生研究中心主任
丁威名 財團法人台灣醫界聯盟基金會全球衛生研究中心副研究員
楊捷羽 財團法人台灣醫界聯盟基金會全球衛生研究中心專員
【2022 年 5 月 22 日刊登於關鍵評論網】

　　隨著 COVID-19 大流行進入第 3 年，各國對全球衛生治理的系統性改革已經獲得共識，在 2021 年 12 月舉辦的 WHA 特別會議中，各國同意開啟《大流行國際文書》的談判機制。而在 2022 年 1 月召開的 WHO 執行委員會中，更同意要修訂現階段於全球衛生安全議題中最重要的國際條約——《國際衛生條例》。各國除了持續建立機制、加強投資來對抗疫情外，也開始關注那些因為疫情而被忽視甚至惡化的健康議題，例如在 2022 年大會中將盤點全球非傳染性疾病負擔，並預計通過多項的全球目標與政策。

　　同時，自 2022 年 2 月 24 日起開始的烏俄戰爭，使 WHO 長年討論的一項《以健康促進和平全球倡議》獲得關注，本年度大會更以「以健康促進和平，以和平促進健康」（Peace for Health, Health for Peace）為主題，討論如何在強化 WHO 在人道事件或是衝突中的

領導能力，以保護民眾健康。

在整體的 WHO 施政方向上，時任 WHO 幹事長譚德賽將在 2022 年大會中爭取連任，由於僅有譚德賽 1 人參選，其連任幾無懸念，而譚德賽連任後對 WHO 之施政改革、對臺灣態度乃至於未來領導全球衛生治理的方向，仍應持續關注。

最後，WHA75 也討論了臺灣入會案，在持續獲得全球民主國家與友邦支持聲量的同時，卻未敵中國惡意阻撓我國的參與，臺灣議題仍未順利闖關。

本文將介紹前述的本年度大會 5 大重點，即《國際衛生條例》修訂、非傳染性疾病全球策略、以健康促進和平全球倡議、幹事長選舉，以及臺灣入會案。

2022 年 WHA75 五大重點

議程 16.2：修訂《國際衛生條例》

2022 年初 WHO 執委會通過決定，啟動修訂《國際衛生條例》（International Health Regulations, IHR），以「不開啟重新談判」為前提修訂部分條文，以強化全球衛生體系。

IHR 於 1969 年通過，目標為建立一項國際合作架構，來防範預警傳染性疾病擴散、協調疫情期間國際旅行貿易，並協助各國強化傳染性疾病的因應能力。在 IHR 中，會將具有最高關注順位的疾病或是衛生風險，訂為「國際關注的公共衛生緊急事件」（Public

Health Emergency of International Concern, PHEIC），並由 WHO 幹事長發出警告，以促進全球合作，來對抗高風險的疾病與大流行，歷來的 PHEIC 事件包含 2009 年 H1N1 流感、2013 年西非伊波拉疫情、2016 年茲卡病毒、2018 年剛果伊波拉疫情，以及仍在進行的 COVID-19 大流行。

在 IHR 生效的數十年來，在遭遇嚴峻的疫情威脅後，往往會進行相應的修訂，例如調整會員國應遵守的義務、擴大應通報資訊的內容、擴大重點衛生緊急事件的「守備範圍」等，而 COVID-19 大流行，無疑是一項嚴重到需要改革現有 IHR 的危機。

WHA75 審查了一項由美國領銜提出的 IHR 修訂草案，旨在改善 IHR 在因應大流行中的不足甚至是缺陷，例如強化 WHO 的權限，使其可以更快速，且不需要當事國同意即向全球通報風險、WHO 與締約國在疫情調查與防疫合作必須更為透明公開、建立更為細緻且區域化的警報機制，使高風險的區域或是國家可以更快速與優先評估疫情風險、成立合規委員會與定期審查機制，來評估各國遵守 IHR 義務的情形。

美國提出的修訂方向，不僅是針對 WHO 和《國際衛生條例》在疫情上的治理弊病，更隱隱指向了在疫情起源、資訊通報最具爭議的中國。

議程 14.1：非傳染性疾病相關議題

在疫情中，非傳染性疾病是最被「犧牲」的議題，根據 WHO

調查，全球在疫情最嚴峻時期，約有 90% 的國家被迫中斷某些最基本與必要的衛生服務，如急診或常規疫苗接種（小兒麻痺、麻疹等）；而近 50% 國家無法提供最常見與日常的健康負擔的預防與管理服務，例如心理健康服務、物質濫用、癌症篩檢、高血壓與糖尿病、口腔衛生、子宮頸癌等。

然而在疫情前，非傳染性疾病就已經是全球最嚴重的健康挑戰，例如：糖尿病正在成為全球最主要死因（其死亡病例從 2000 年來增加了 70%）、因非傳染性疾病所導致的「過早」死亡（30 至 69 歲間）持續增加，與此同時，全球面臨嚴重的不平等，這些挑戰受疫情影響，其進度不僅放慢甚至是惡化。

因此，自 2020 年起，WHA 即開始了對全球非傳染性疾病的「期中考」，審查各項疾病的挑戰並責成 WHO 提出具體的解決方案，不僅是要扭轉眼下的趨勢，更要在 2025 年聯合國大會非傳染性疾病高階會議中，重新匯聚全球領袖的政治承諾，並提出下階段的全球非傳染性疾病治理方向。

在此背景下，WHA75 討論了強化各國糖尿病監測與因應能力、強化人道緊急事件中的非傳染性疾病服務、訂定全球的肥胖預防與管理目標，並且針對口腔衛生與神經系統疾病提出了新的全球策略。討論的結果不僅僅是「期中考」的答卷，更可能牽動未來數年的全球非傳染性疾病防治趨勢。全球各國已經越來越了解，要妥善因應健康負擔與挑戰，不只需要強化衛生體系與醫療機構的量能，更應建立一個具有彈性、能因應緊急事件的全球非傳染性疾病醫藥品供

應網絡，來徹底改善全球不平等與負擔。

議程 17.2：以健康促進和平全球倡議

「以健康促進和平」的行動原則和倡議並非始自 2022 年，自 1980 年代起，從 WHA 到聯合國安理會等高階治理機構，均有相關決議，強調「健康」與「和平」彼此互補且密不可分的關係。缺乏和平，許多衛生行動均無法安全地展開，而無法保護民眾最基礎的生命需求。此外，民眾健康在人道衝突與戰爭中，往往是衝突各方最願意首先談判與妥協的議題，透過健康議題的談判，將有助於啟動基於人道與健康權的外交對話。

儘管這樣的論述已經獲得國際共識，但既有的討論仍較少觸及建構一項全面且具有強制力的工作框架，來保護衝突中民眾健康並促進和平到來。2022 年的大會中，呼應烏俄情勢，WHO 秘書處向 WHA 提出之報告，再度提醒「將健康促進和平的原則主流化、促進會員國支持、蒐集更多實證資料、促進高階宣傳溝通」等行動，更建議各會員國應思考建立具體的路線圖，促進落實「以健康促進和平」原則，而 2022 年 WHA 更以「Health for Peace, Peace for Health」為主題，邀請各國代表團團長（通常為該國衛生部長，亦有國家由元首出席）進行全會演講，凸顯各界對於戰亂的關切。值得注意的是，衝突中最具爭議、被認為是侵略者的俄國也進行發言。此外，相關的討論也很擴大到全球許多具有衝突可能性之「熱點」，如兩岸情勢等，讀者可以持續關注了解。

議程：4.1 幹事長選舉

　　WHA75 進行了幹事長選舉，僅有現任幹事長譚德賽同額競選，並獲得會員國推薦和執委會提名通過，其已獲選連任，任期至 2027 年。

　　譚德賽的第 1 任期中，儘管面臨嚴重的全球大流行，但也對全球衛生治理提供了重要的願景與行動方向，例如其在《第十三期基本工作計畫》中提出的「三個十億」願景，即「新增十億人獲得全民健康覆蓋」、「新增十億人在衛生緊急事件中受到更佳保護」與「新增十億人健康福祉獲改善」，已成為 WHO 和全球衛生治理中的討論框架，預計在連任後，仍將是其施政的主要支柱與方向。

　　建立在第 1 任期已有的改革與成果上，譚德賽的第 2 任期著重於打造全球初級衛生照護與全面健康覆蓋體系、對抗全球健康不平等、強化衛生資金與人力、協調大流行國際文書談判、促進利用科學研究與創新、強化 WHO 能力與資金等重點。此外，加速結束大流行並因應眾多在大流行中惡化的健康負擔，是其上任後首當其衝的優先議題。

　　譚德賽的第 2 任期將會更迫切地需要更多國家的協助與合作，並且以 WHO 幹事長的立場，為 WHO 爭取到更多的權限與資金。舉例而言，在各項大流行的獨立審查報告中，提出多項針對 WHO 改革建議，包含 WHO 應增加其靈活資金、強化治理透明度、提升 WHO

各項衛生行動的權限等，並在執委會中延長了《第十三期基本工作計畫》年限，從 2023 年延長到 2025 年，讓 WHO 具有更多韌性來執行各界的改革建議，並同時扭轉因大流行而惡化的健康挑戰。

議程 1.4：臺灣入會案

2022 年的大會上仍可預期討論臺灣以觀察員出席大會一案，我國在該年度已經獲得眾多國家支持，例如美國拜登總統簽署法案要求國務卿協助臺灣重新取得 WHA 觀察員、G7 外交部長會議支持臺灣有意義參與 WHO 事務，多個友邦如巴拉圭、瓜地馬拉、宏都拉斯、海地、馬紹爾群島和史瓦帝尼在 WHO 執委會中支持臺灣參與 WHA，也有多個民主國家如丹麥、捷克、立陶宛、拉脫維亞、愛沙尼亞之國會，以致函 WHO 或通過決議文等方式支持臺灣重回 WHA 直到會前，臺灣仍獲得更多支持。

而綜觀 WHA75，也有多項討論議題是我國可呼籲，及應納入臺灣的合作或參與：例如前述幹事長達成「三個十億」願景、臺海做為《以健康促進和平全球倡議》應關切的熱點、《國際衛生條例》的改革修訂的革新不應遺落任何國家，乃至於非傳染性疾病的全球努力等，且我國當時正面臨疫情威脅，WHO 更應該納入並深化臺灣參與資訊通報與技術交流，也是我國提出訴求時強調的重點。

■ 全球衛生的新篇章，臺灣更應爭取參與

許多國家在 WHA75 開議時已經進入與疫共存階段，並重新規

劃衛生與福利策略及行動，因此可以看到非傳染性疾病因應工作、更為深入的衛生安全治理改革、健康與和平，乃至於更廣泛的跨部門合作議題都在大會中有所討論。

在全球盤點與重新行動的重要時刻，臺灣除了在疫情中的表現外，在 WHO「三個十億」架構下我國衛生體系也均有亮眼成績，多項指標達成甚至是超越永續發展目標，足以向各國分享與交流，或是提供相關政策工具或是人力培訓等協助。

臺灣應持續爭取在每一個重要衛生議題，都能夠扮演區域層級的重要夥伴，例如在健康與和平議題中，成為西太平洋區域安全行動的參與者，或是在《國際衛生條例》改革過程中，持續分享我國在 2019 年底監測 COVID-19 異狀的做法以及國家疾病防控的經驗等。不論是否成功出席 WHA，臺灣做為全球社群的一份子，仍有促進全球健康合作、提出貢獻的義務。全球衛生安全與民眾的健康福祉議題，正如同戰爭對於全球經濟的影響、疫情對於全球每個國家的衝擊一般，這些議題的影響力是不分國界及政治立場，以促進全球共善（public good）的立場關心全球衛生事務，也是臺灣更長久且共同努力的方向。

第 75 屆世界衛生大會最大的收穫： 聯合國 2758 號決議正視聽

林世嘉 財團法人台灣醫界聯盟基金會執行長、前立委
【2022 年 6 月 2 日刊登於蘋果新聞網】

　　第 75 屆世界衛生大會（WHA75）於 2022 年 5 月 28 日閉幕，本屆大會在全體會員投票後，通過了一項由烏克蘭領銜提出的決議，該案「強烈譴責」（condemns in the strongest terms）俄羅斯對烏克蘭進行的軍事侵略，更提請大會在必要的情形下，停止俄羅斯在 WHA 之權利。該案最終以 88 國支持、12 國反對、83 國缺席或棄權通過，意味著多國對俄羅斯行動的不滿。而俄羅斯及其友好陣營（如敘利亞、中國、北韓等國家）則轉而支持另一項對俄羅斯入侵隻字未提的「關切烏克蘭難民之衛生緊急事件」提案，且俄羅斯與其盟友在發言中抨擊烏克蘭之提案是政治操作，旨在「政治化」WHA 議程。

　　臺灣對於俄羅斯及其盟友的「政治化」論述應不感到陌生，就在該案討論的前兩天，WHA 全體會議討論臺灣案時，中國代表即在二對二辯論中指出：「涉臺提案並沒有法律基礎，聯合國 2758 號決

議及世界衛生大會 25.1 號決議已經為一個中國原則提供法理基礎，但民進黨當局堅持臺獨立場，而使臺灣參與大會的法律與政治基礎不存在…涉臺提案是『以疫謀獨』，有關國家試圖以臺制華，不建議此政治操作議題進入議程。」

「依據聯合國 2758 號決議，臺灣是中國的一部分」是中國多年來阻礙臺灣參與國際組織的口號，在聯合國體系中，中國代表往往用這項論述，來反對臺灣的參與，儘管這項論點的核心實是不堪檢驗，但在中國的「認知作戰」下，恐使國際誤以為聯合國依此決議早就把臺灣歸為中國一部分。

2022 年，在美國的動員下，臺灣總算在大會上發動反擊。我國友邦史瓦帝尼衛生部長恩蔻希（Lizzie Nkosi）在 WHA 中為臺灣仗義執言，美國衛生部全球事務助理部長培斯（Loyce Pace）坐鎮在旁關注其發言。恩蔻希部長的辯論中提出了三項論點，展現了 2022 年推案的最大成果，也是近年推案的重要突破：（一）聯合國大會 2758 號決議及世界衛生大會 25.1 號決議僅處理「中國代表權」，並沒有允許中國代表臺灣，也沒有定位臺灣是中國的一部分；（二）2005 年中國與世界衛生組織（WHO）簽署的諒解備忘錄向中國提供不合理的否決權，使中國能夠單方面決定臺灣能否出席 WHA 或參與其他 WHO 事務；（三）臺灣參與 WHA 並不代表 WHO 對臺灣主權問題表態，WHO 必須邀請臺灣參加 WHA，才能實踐「全民均健」的願景。

這是歷年 WHA 的辯論中，第一次明確地拆解了中國對聯合國

2758 號決議的錯謬「三段論」：即把聯合國 2758 號決議中「世界上只有一個中國」、「中華人民共和國是中國的唯一合法代表」兩項論點，錯誤地和中國單方面的論述「臺灣是中國的一部分」合併，並用以阻礙臺灣參與各項國際組織，更重要的是，史瓦帝尼的發言直指中國與 WHO 簽訂了不合理的秘密協議。而從美國官員的坐鎮可知，該發言是由美國支持，並在友邦發言時坐鎮緊盯，必須明確地反駁中國對聯合國 2758 號決議的惡意解讀和宣傳！

澄清聯合國 2758 號決議的內容、表達該決議不應該成為臺灣出席 WHA 的障礙，是這次 WHA 最大的收穫。在國際場合中當著中國的面，向全球各國表示臺灣不是中國的一部分，需要很大的勇氣。我們應對所有願意挺住壓力、公開支持臺灣的各國政府官員、國會議員，還是國際非政府組織的代表，表達最誠摯的感謝！

然而這一點燭光，有待更多元且頻繁的行動，來形成星火燎原之勢。在當前理念相近國持續加大力道支持我國的情勢之下，臺灣人更該站出來為自己發聲，應積極投入相關行動，例如透過研討會、學術發表、國際投書等各種多元管道，積極向全球澄清聯合國 2758 決議並無涉臺灣民眾、無關臺灣主權、更不應對臺灣的國際參與造成障礙，以徹底移除此一長年對臺灣國際參與之誤解與障礙。

誰掌管全球衛生，
美國或世界衛生組織？

林世嘉 財團法人台灣醫界聯盟基金會執行長、前立委
【2022 年 6 月 10 日刊更於《工商時報》】

　　自從美國總統拜登上任後，便積極表明其主導全球衛生議程、重回治理核心的戰略方向，從美國在 2022 年 WHA75 前召開全球 COVID-19 高峰會（Global COVID-19 Summit，以下稱高峰會），以及於 WHA 中領銜提出《國際衛生條例》（IHR）修正案，便可看出美國的意圖。此外，美國更選在 WHA 前一週舉辦高峰會，將美國最關切的議題（對抗 COVID-19 疫情）從聯合國體系移出，轉移到由其主導的新多邊合作平臺中，並邀請各國元首在高峰會中匯集政治承諾來結束大流行的急性期，相較 WHA 中多由衛生部長發言、且多集中在技術性考量，顯見美國的戰略考量和野心，大有取 WHO 而代之的態勢。

　　WHA75 於 2022 年 5 月 28 日落幕，從全球衛生治理的角度，觀察高峰會和 WHA75 對抗 COVID-19 疫情之領導力轉型，大致可歸

納以下 3 個重點：

高峰會凸顯美國的領導力

觀察各國領導人於高峰會上之發言，多以「承諾」（採取行動終結疫情）及「貢獻」（捐贈資金或物資於國內與國際防疫）等內容為主。在 WHA 上，各國發言更傾向對 WHO「提出要求」及「說明」自己國家的疫情情況和防疫挑戰。簡言之，高峰會是各國展現抗疫決心的舞臺，而 WHA 成為檢討 WHO 及各國爭取資源的擂臺。

高峰會展現美國的募資影響力

此高峰會最終募集 32 億美元的抗疫資金，相較之下，由 WHO 領導的 ACT 加速器（包含 COVAX）在 2021-2022 年需要的 16.84 億美元中，至 4 月止只募集到 1.96 億美元。在高峰會上的資金承諾，是由各國決定專款專用；但向 WHO 提供的資金則有部分需由 WHO 統籌分配，兩者相較之下各國更傾向選擇能夠掌控用途的捐款方式。然而，此種「繞過 WHO」的資金流動，對於全球衛生治理以及對於中低收入國家的防疫援助，是否更具效益或反而加劇健康不平等，值得持續觀察。

臺灣的參與

臺灣持續被排除在聯合國體系之外，2022 年仍舊未能受邀出席 WHA，相較之下，遊戲規則由美國制定的高峰會，即無此限制。前

副總統陳建仁也享有和各國領袖同等的待遇進行演講可享有和各國領袖同等的待遇進行演講，也凸顯臺灣貢獻全球防疫的角色。

此外，在 2022 年 WHA 對臺灣案的辯論中，美國更加大支持力道，在我國友邦史瓦帝尼衛生部長恩蔻希臺灣進行辯論時，美國衛生部全球事務助理部長培斯坐鎮在旁關注其發言，恩蔻希部長直指聯合國大會 2758 號決議及世界衛生大會 25.1 號決議僅處理「中國代表權」，並沒有允許中國代表臺灣，也沒有定位臺灣是中國的一部分，更強調 2005 年中國 WHO 簽署的諒解備忘錄向中國提供不合理的否決權，呼籲各國不應被中國惡意誤導。從 WHA 前夕邀請臺灣、WHA 中力挺臺灣皆看得到美國的影響力，不僅體現在單一疾病的防治，而是涉及所有與全球衛生相關議題，一方面是對全球治理的處處布局，一方面亦是對中國影響力的多面防堵。

這並非要否定 WHO 在全球衛生治理的角色與貢獻，作為多邊主義與理想主義的實踐者，WHO 確實可以淡化國家主義與現實主義造成的自利行為。尤其在大流行的初期，缺乏商業利益及誘因而需要大量資金投入時，若非 WHO 出面領導與協調疫苗及資源，恐造成全球衛生更巨大的不平等。由 WHO 倡議成立的 ACT 加速器（包含 COVAX、藥品、檢測與強化衛生體系四大支柱）更向低收入與中收入國家提供可負擔的抗疫資源，並自 2021 年底開始在全球建立技術轉讓中心，南韓、南非均成為衛生技術轉讓和培訓的區域重鎮，顯見 WHO 的行動更貼近不同發展程度之國家需求，而非少數國家利益。

然而，縱使 WHO 在全球衛生治理的角色難以被取代，亦不能

小覷美國透過將議題移出 WHA 場域，以獲得更大的全球衛生議題影響力的做法。未來的全球衛生治理趨勢，將走向更為多元的行為者，而場域更不會止於 WHA，在美國有意淡化聯合國機構的影響力及對臺灣關係友好程度史上最高的利多情勢中，臺灣除了持續爭取加入 WHO，更應該積極投入於其他多邊，尤其是美國主導之機制。

第 75 屆世界衛生大會中的
健康與政治

林世嘉 財團法人台灣醫界聯盟基金會執行長、前立委
吳宜瑾 財團法人台灣醫界聯盟基金會全球衛生研究中心主任
丁威名 財團法人台灣醫界聯盟基金會全球衛生研究中心副研究員
【2022 年 6 月 7 日刊登於思想坦克】

　　第 75 屆世界衛生大會（WHA75）是 WHA 自 COVID-19 疫情爆發以來，首次回到以實體方式召開的大會。觀察大會議程、各項報告與決議草案，可注意到 WHO 與各會員國，均亟欲在此次大會中，討論各項因疫情被延誤的健康議題（例如僅非傳染性疾病議程下，就有超過 10 項報告或是全球計畫待審查），以重新評估全球對抗疾病、促進健康、達成永續發展目標的下一步行動。

　　此外，為聲援烏克蘭，WHA75 更將全會主題訂為「以健康促進和平，以和平促進健康」，在大會審查俄羅斯對烏克蘭入侵帶來的負面健康影響時，也引發支持烏克蘭及支持俄羅斯的兩大陣營的辯論。不僅如此，在各個議項下，從伊朗等國譴責美國制裁封鎖行動、生育健康議題下各國對於性別意識形態的衝突，乃至於持續引發辯論的以巴議題和臺灣入會案等，都再一次凸顯了全球衛生治理的政

治性，也再一次證明 WHA 本就是充滿政治與利益衝突的競技場。

■ 國際爭端的折射：烏俄戰爭與美國制裁

WHA75 在全體會員投票後，通過了一項由烏克蘭和數十個歐美國家提案，主題為「因俄羅斯聯邦侵略而對烏克蘭及難民收容國造成的衛生緊急事件」之決議，不僅指出俄羅斯行為實為侵略（而非俄方堅持的特別軍事行動），並就俄方對烏克蘭平民和醫療機構的攻擊等違反國際法的行為表達「強烈譴責」（Condemns in The Strongest Terms），更提請大會在必要的情形下，重新考慮俄羅斯在 WHO 中的會員國權利。

與此同時，以俄羅斯為首的數個國家（包含敘利亞、中國、北韓等）則轉而支持另一項由俄羅斯提出之「關切烏克蘭及難民收容國之衛生緊急事件」的決議草案，該案對俄羅斯的入侵隻字未提，而俄羅斯與其盟友更在發言中抨擊烏克蘭之提案是政治操作，宣稱己方提案才是專注於技術層面並關注民眾健康。

上述兩案最終進入全體會員表決，烏克蘭提案獲得 88 國支持、12 國反對（83 國缺席或棄權），而俄羅斯提案僅獲得 15 個國家支持、66 個國家反對（102 國缺席或棄權）。從選票結構而論，可以發現是地緣政治上的「歐美」與「親俄」兩大陣營的對決，而非洲、部分中東、大洋洲與加勒比海國家則多作壁上觀選擇缺席與棄權，也從另一個層面反映了當前烏俄衝突中的全球安全情勢。

此外，數個長期遭受美國經濟封鎖與制裁的國家，伊朗、委內

瑞拉與古巴在大會上也多次發言，譴責美國的封鎖造成各國在疫情中無法取得必要醫藥品而形成危機，伊朗更強調被排除出 SWIFT 結算系統後，連繳交聯合國體系各項會費都遭遇困難；美國則透過行使答辯權解釋「制裁不及於衛生人道行動」。

■ 國內意識形態的折射：HIV 與生育健康議題

另一個進入全體會員表決的議題，是《HIV、病毒性肝炎與性傳播疾病全球衛生部門策略》。此項針對生育健康和性行為傳播疾病的全球策略在審查中，因各國文化與宗教信仰的差異而出現重大分歧。以沙烏地阿拉伯為首的國家反對該策略，認為草案中使用的「性取向」、「性教育」等用詞的定義，並未獲得廣泛共識，且並未尊重各國執行生育健康策略時的脈絡與國情。值得強調的是，此一全球策略其實在 2021 年就應開始實施，但 2021 年大會中也因為相似的爭議，最終未能成案，WHO 與歐美國家皆指出全球不能夠再多等待一年，敦促必須要於 2022 年通過。

在數小時的非正式協商未果後，該案進入全體會員表決，分別由墨西哥和沙烏地阿拉伯提出修正案，墨西哥提案加入「尊重各國施政裁量空間」文字，沙烏地阿拉伯提案則要求大會僅能「注意」而非「通過」提案，最終表決結果由墨西哥案取得壓倒性的支持，成功推動全球對抗 HIV 及性傳染疾病的下一步。

■ 年年延燒的主權議題：以巴衝突和臺灣入會案

另有兩個爭議幾乎成為 WHA 的「常設議題」，牽涉到了若干國家的主權和領土爭議。第一個為「巴勒斯坦與敘利亞被佔領領土的健康狀況」：在 1967 年第三次中東戰爭後，以色列佔領了巴勒斯坦與敘利亞的部分領土，該區域迄今仍未獲得聯合國同意歸屬於以色列，而 WHO 則負責每年度向大會回報，被占領區域內無法獲得政府衛生服務的民眾，其健康狀況與 WHO 相關行動成果。

這項常態性報告的議題自 2021 年起出現爭議以色列在 2021 年初的 WHO 執行委員會中提案取消此一議程，被委員會表決否定後，當年 WHA 表決通過了一份由中東國家提案的決議，決議文中包含了「需關切因以色列空襲而形成的民眾心理健康負擔」的段落。而 2022 年中東國家再次提出類似決議文並同樣進入表決，反對方以色列和美國的動員並未能說服全球，歐洲國家並未與以、美兩國持同樣意見，最終闖關成功。

另一個不幸成為「隱藏式的常設議題」的是「邀請臺灣以觀察員身分出席 WHA」一案：該案 2022 年由 13 個友邦國家透過臨時動議提案，經總務委員會否定後，進入大會「二對二辯論」環節。我國友邦史瓦帝尼衛生部長恩蔻希為臺灣進行辯論時，提出了突破性的論點，指出中國長年來據以阻礙臺灣參與國際組織的聯合國 2758 號決議，僅有處理「中國代表權」，並未處理中國是否代表臺灣、臺灣是否中國的一部分等問題，更強調 2005 年中國與 WHO 簽署的

諒解備忘錄向中國提供不合理的否決權，來阻止臺灣參與 WHO 事務和出席 WHA，呼籲各國不應被中國惡意誤導。此外，在恩蔻希部長的發言過程中，美國衛生部全球事務助理部長培斯全程坐鎮在旁關注其發言，顯見其發言是由美國背書盯場。

這是歷年 WHA 的辯論中，第一次明確地拆解了中國對聯合國 2758 號決議的錯謬「三段論」：即把聯合國 2758 號決議中「世界上只有一個中國」、「中華人民共和國是中國的唯一合法代表」兩項論點，錯誤地和中國單方面的論述「臺灣是中國的一部分」合併，並阻礙臺灣參與各項國際組織。2022 年 WHA 由史瓦帝尼的發言與美國的背書，很有可能成為臺灣進一步爭取出席 WHA 的起點。

■ 「好政治」與「壞政治」

從前述的幾個議題可以看到，WHA 絕非與政治議題涇渭分明，事實上，就連 WHO 幹事長譚德賽都多次在談話中指出「健康是一種政治選擇」。然而，令全球衛生界關心的是，政治性的操作往往會包裝在技術與科學訴求之下，進而造成負面的健康影響，例如做為戰爭罪魁禍首的俄羅斯強調自己才是真正關心烏克蘭民眾健康；沙烏地阿拉伯強調其提案並未「偷渡」意識形態進入全球 HIV 策略；中國與 WHO 秘密簽訂協議阻止臺灣參加卻聲稱臺灣的理念相近國「以疫謀獨」，凡此種種，都是健康與政治密不可分的實例，但是聯合國之所以設立 WHO 做為健康專業機構，便是期待以全球民眾福祉為考量，討論與協商各項健康議題。

　　因此，真正關鍵的議題是，不是不能夠有政治議題，而是政治議題的背後是「好政治」或是「壞政治」？是試圖打造更加包容、透明與開放的治理模式並讓更多人蒙受利益，還是藉由科學與實證的訴求來包裝自己的算計與利益，而掩飾對於全球衛生的侵害？

大流行中的國際機制：
ACT 加速器和其他倡議

林世嘉 財團法人台灣醫界聯盟基金會執行長、前立委
吳宜瑾 財團法人台灣醫界聯盟基金會全球衛生研究中心主任
丁威名 財團法人台灣醫界聯盟基金會全球衛生研究中心副研究員

　　WHO 作為全球衛生議題的主責機構，自 COVID-19 疫情爆發以來，便積極地領導與協調各界，在募集防疫資金、規劃研發路線圖、加速醫藥品研發與製造、促進公平分配等議題上達成合作，並建立多項機制。本文介紹 WHO 在疫情中主導或參與的各項倡議。

■ COVID-19 研究及創新論壇
（Research and innovation forum on novel coronavirus 2019, COVID-19 R&D Forum）

　　COVID-19 R&D Forum 是對抗 COVID-19 行動中，各項衛生技術研發方向的制定單位，自 2020 年 2 月 11 日起，約每 6 個月舉辦一次專家會議，參與者包含學術機構、國際組織、產業界、重點國家之防疫機構（如美國疾病管制暨預防中心）、各國政府與其他國

ACT 加速器和其他倡議簡介

計畫 / 機制名稱	功能與目的	主要成員
COVID-19 研究及創新論壇（Research and innovation forum on novel coronavirus 2019, COVID-19 R&D Forum）	討論 COVID-19 傳播與診斷、病毒起源、流行病學與臨床特徵、感染控制、醫藥品研發、倫理與社會考量等議題，並制定研發藍圖與路線圖，為全球研發方向提供意見。	WHO、各國學術機構（如香港大學、英國倫敦大學、美國普林斯頓大學等）、各國政府代表、國際組織與倡議（如比爾蓋茲與梅琳達基金會、流行病防範創新聯盟等）、聯合國機構代表。
團結臨床試驗（Solidarity Trial）	跨國的醫藥品臨床試驗平臺，透過全球眾多醫療機構和患者參與收案，提升研究效率，目前有針對疫苗進行研究的「疫苗團結臨床試驗」以及針對療法藥品進行研究的「團結臨床試驗＋」。	全球共有 53 個國家、600 間醫院與 14,200 名患者參與團結臨床試驗。
COVID-19 技術獲取共享平臺（COVID-19 Technology Access Pool, C-TAP）	讓各界研究者可以取得開源、即時與可負擔的 COVID-19 病毒基因定序資訊、醫藥品臨床試驗結果和衛生技術的平臺，以加速全球研發。	與西班牙國家研究委員會（CSIC）就 COVID-19 血清抗體檢測技術，以及與美國國家衛生研究院之 11 項技術（包含疫苗、藥品與檢測）達成了全球、非排他且透明的技術許可協議
醫藥品在地生產全球論壇（World Local Production Forum, WLPF）與區域級技術轉讓中心	在全球論壇的共識下，WHO 和合作夥伴於南非建立「COVID mRNA 疫苗技術轉讓中心」，並於南韓建立「全球生物製劑人力培訓中心」，向具有需求的國家提供 COVID-19 醫藥品的生產「技術包」。	南非 COVID mRNA 疫苗技術轉讓中心由 WHO、南非生物製劑公司 Afrigen、疫苗公司 Biovac、及非洲疾病預防控制中心合作成立；南韓全球生物製劑人力培訓中心則由 WHO、南韓政府與多間南韓生物科技公司合作成立。
COVID-19 工具加速器（Access to COVID-19 Tools Accelerator, ACT Accelerator）	加速 COVID-19 之治療、診斷、疫苗的研發，並且確保基於研發成果所生產的醫藥品，能夠公平地位提供給全球民眾。	由國際組織如 WHO、比爾蓋茲與梅琳達基金會、全球基金世界銀行等作為領導與協調方，法國、歐盟執委會等國家則以創始會員身分加入，提供初步資源。

際合作夥伴，討論 COVID-19 傳播與診斷、病毒起源、流行病學與臨床特徵、感染控制、醫藥品研發、倫理與社會考量等議題，並訂定後續研發藍圖與路線圖，為全球研發方向提供意見。

在歷次會議中，COVID-19 R&D Forum 制定的研發方向對於全球對抗 COVID-19 有著重要的貢獻，例如在首次會議中即關注類固醇藥品的潛在效益，因而推動了 Dexamethasone（地塞米松）的研究與使用，使該藥品成為疫情初期最先被用於降低重症和死亡風險的工具之一，此外也對 WHO 後續啟動的「團結試驗」（Solidarity trial）中，各項投入研究的藥品和疫苗進行審查。

■ 團結臨床試驗（Solidarity Trial）

在 COVID-19 R&D Forum 制訂研發路線圖後，WHO 陸續啟動了多項跨國臨床試驗，截至 2022 年之整體架構，分別有針對疫苗進行研究的「疫苗團結臨床試驗」（Solidarity Trial Vaccines），以及針對療法藥品進行研究的「團結臨床試驗＋」（Solidarity PLUS），WHO 希望將團結臨床試驗打造為跨國且資源整合的醫藥品臨床試驗平臺，使對抗 COVID-19 的各種衛生工具，可以透過全球眾多醫療機構和患者參與收案，了解其療效與安全性。

根據 WHO 網站資料，截至 2022 年 8 月，全球共有 52 個國家、600 間醫院與 14,200 名患者參與團結臨床試驗，試驗的醫藥品包含 artesunate、imatinib 與 infliximab，以及部分研究中的疫苗，其中亦包含我國高端疫苗。

■ COVID-19 技術獲取共享平臺
（COVID-19 Technology Access Pool, C-TAP）

COVID-19 技術獲取共享平臺之倡議由哥斯大黎加等國提出，在 WHO 的協調下於 2020 年 5 月 28 日啟動，旨在建立一個平臺，讓各界研究者可以取得開源、即時與可負擔的 COVID-19 病毒基因定序資訊、醫藥品臨床試驗結果和衛生技術，並且向聯合國藥品專利池組織（Medicines Patent Pool, MPP）提供授權以加速研發。WHO 也邀請各國簽署加入此一倡議，以自願方式提供與 COVID-19 研發相關之技術、知識與智慧財產權，讓研究方可以便利地以 C-TAP 作為單一窗口，取得研發必須的知識與資源。

C-TAP 倡議的運作方式其實並非創新，例如前述於 2010 年成立的聯合國藥品專利池組織，也是鼓勵技術轉讓、降低智慧財產權成本、促進醫藥品可負擔性的全球倡議。相較於藥品專利池組織專注於 HIV、結核病等已經列入 WHO 基本藥品清單的醫藥品與衛生技術，C-TAP 的創建則是為因應緊急疫情而更為任務性，迄今已經與西班牙國家研究委員會（CSIC）就 COVID-19 血清抗體檢測技術，以及與美國國家衛生研究院之 11 項技術（包含疫苗、藥品與檢測），達成了全球、非排他且透明的技術許可協議。

雖然迄今已經有多項技術許可協議透過 C-TAP、聯合國藥品專利池組織等機構，提供給各國用於醫藥品的研發與製造，但 WHO「縮小全球醫藥品可近性不平等」的願景仍然遭遇嚴峻挑戰。眾低收入

與中收入國家僅管取得眾多技術與研發成果，但仍然缺乏將技術「兌現」為實際醫藥品所需要的設備、資金、人力、合規能力等，因此，WHO 自 2021 年起，也著手投入強化各國醫藥品在地生產能力。

■ 醫藥品在地生產全球論壇（World Local Production Forum, WLPF）與區域級技術轉讓中心

WHO 於 2021 年 6 月召開首屆「醫藥品在地生產全球論壇」（World Local Production Forum, WLPF），與會各國與利益攸關方均表達意願與承諾，來建構全球性的強化醫藥品在地生產能力的生產研發機構網絡與法規框架。

首屆 WLPF 召開後，WHO 隨即於 2021 年 6 月，與 ACT 加速器、南非生物製劑公司 Afrigen、疫苗公司 Biovac、學研機構及非洲疾病預防控制中心，成立「COVID mRNA 疫苗技術轉讓中心」（COVID mRNA vaccine technology transfer hub，下稱南非中心）。

南非中心之定位是區域級、多邊之技術轉讓中心，將所有研發與大規模製造 mRNA 疫苗之技術和實踐經驗集合在一個機構，並向所有具有需求的國家或是製造商提供各項知識，以避免重複進行雙邊轉移時的多餘工作，或是避免商業性質雙邊協議的不透明。

南非中心總部位於開普敦生物製劑公司 Afrigen 之總部，由 WHO、數個醫藥品生產商與南非國家研究機構合作運營，目標為建立完整的 COVID-19 mRNA 疫苗，以及其他以 mRNA 技術為核心的醫藥品其他醫藥品之研發與大規模生產能力，並且將技術轉讓給有

需求的低收入與中收入國家。WHO、ACT 加速器、C-TAP 與聯合國藥品專利池組織等合作夥伴則將提供技術使用許可、人力培訓、資金、品質控制與安全性監測等方面的協助，以使各國在當前的大流行甚至是未來的健康議題中，能具有必要的自主研究與生產的軟硬體和人力資源。

南非中心成立後，即受到非洲區域國家和眾多低收入與中收入國家的積極回饋，許多國家均表達意願，希望能夠取得南非中心所提供的「技術包」。WHO 隨後也在 2022 年 2 月，與韓國政府共同宣布成立「全球生物製劑人力培訓中心」（Global Biomanufacturing Training Hub，下稱南韓中心）。

相較於南非中心提供的疫苗技術轉讓，南韓中心旨在向全球低收入與中收入國家，提供製造疫苗、胰島素、單株抗體與癌症治療藥物之技術和綜合培訓課程，讓取得技術轉讓之國家，能擁有更強健的合規與實踐能力。

南韓中心自 2022 年 7 月起，將培訓第一批來自全球 370 名專業人士，100 名學員將參與兩周的疫苗與生物製劑研發和生產課程、210 名學員將參與 3 週的藥品品質管理課程、60 名學員則將參與醫藥品製造實務課程。預計到 2023 年再建立 2 個分部；到 2025 年，將每年從發展中國家邀請 2000 名學員前往進修。

■ COVID-19 工具加速器與 COVAX

COVID-19 工具加速器（Access to COVID-19 Tools Accelerator, 下稱 ACT 加速器）於 2020 年 4 月 24 日啟動，由 WHO、流行病防範創新聯盟（CEPI）、全球疫苗免疫聯盟（GAVI）、比爾蓋茲與梅琳達基金會、全球基金（World Fund）、國際藥品採購機制（UNITAID）、惠康基金會（Wellcome Trust）、世界銀行（World Bank）等眾多合作夥伴參與，此外法國、歐盟執委會、德國、英國等政府也作為創始成員參與。

ACT 加速器旨在加速 COVID-19 各項衛生技術的研發和製造，並且確保各項醫藥品，能夠公平地提供給全球民眾，ACT 加速器整體架構包含四大支柱，即診斷、治療、強化衛生體系與疫苗，如下圖所示，以下分別介紹。

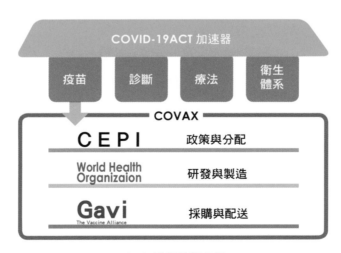

ACT 加速器整體架構

診斷支柱是由「創新診斷基金會」（Foundation for Innovative New Diagnostics, FIND）與全球基金共同領導，目的為加速診斷檢測技術的研發，截至 2022 年 6 月已經向低收入與中收入國家提供 1.5 億份快速檢測，並使這些國家取得檢測的成本減少 50%，其願景是達成全球每日千分之一的檢測率，並再購買 10 億份的基因定序檢測，以促進對疫情的監測和研究。

治療支柱則由 UNITAID、全球基金與惠康基金會共同領導，截至 2022 年 6 月已經向低收入與中收入國家提供價值約 3 億美元的藥品與氧氣治療。

強化衛生體系支柱則由世界銀行和全球基金負責，目前已經向全球提供了價值 5.3 億美元的個人防護裝備，此外也協助低收入與中收入國家強化其衛生體系能力，來提升疫苗接種率與接種速度，並防範未來的其他傳染性疾病。

疫苗支柱更為人所知的名稱是「COVAX」，即「COVID-19 Vaccine Global Access Facility」的縮寫，由 CEPI、GAVI 與 WHO 共同領導，目的為形成一個 COVID-19 疫苗的全球單一採購平臺，並促進疫苗的公平分配。

COVAX 運作的核心為「國家自付」（Self-Financing）和「預先市場承諾（COVAX Advance Market Commitment, AMC）：國家自付機制為由各國自費，以類似「預付款」方式購買疫苗，在疫苗問世後便可獲得數量相應的疫苗，此外，更鼓勵參與此機制的高收入國家可「認購」超額數量的疫苗，捐助給低收入與中收入國家。

當 COVAX 彙整全球需求後，將具有相當強大的議價和談判能力，能夠以合理和可負擔的價格向各大疫苗廠商購買疫苗，購得之疫苗將優先保證提供給風險最高的國家，以及各國風險最高的民眾（如非傳染性疾病患者、衛生工作者等），並由合作夥伴協助運送分配到全球。

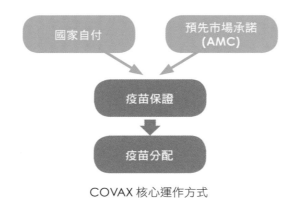

COVAX 核心運作方式

而 AMC 則由 GAVI 領導進行，參與此機制的低收入與中收入國家，同樣需要認購疫苗，惟其財務缺口將透過政府發展援助（Official Development Assistance, ODA）與高收入國家的認購予以補足，當疫苗問世後，該國能按照人口比例、衛生需求取得一定數量疫苗。

全球已有 186 個經濟體參加 COVAX Facility，涵蓋超過全球90% 人口，其中包含 94 個高收入經濟體透過國家自付的模式加入，92 個低收入經濟體透過 Gavi 預先市場承諾加入此疫苗機制。迄今COVAX 已經購買了 28 億疫苗，並透過全球的合作夥伴分配了 14 億劑疫苗，其中 82% 提供給低收入國家。

■ 公平性的挑戰，與大流行後的願景

在 COVID-19 疫情之初，各項全球倡議的建立目的大多集中在「加速」，如彙整資源和減少數據與專利取得障礙等，但隨著疫苗於 2020 年下半年研發完成並陸續上市，公平性即成為主要挑戰，並延續至今，成為全球不平等的又一個案例。

2022 年 5 月 WHO 發表新聞稿，指出在 COVAX 順利運作、全球有多款疫苗上市與大規模製造之後，儘管現階段全球的疫苗需求已經緩解，但不平等的挑戰仍然嚴峻。在低收入國家，僅有 16% 的民眾接種 1 劑疫苗，但高收入國家的接種比率早已超過 80%，並開始接種第 2 與第 3 劑，WHO 與合作夥伴規劃在 2022 年中，能讓全球 70% 人口接種疫苗。目前全球的疫苗生產量早已達到此一數量，但有待各國提供更多的資源與承諾，讓疫苗能夠優先提供給最脆弱的國家，並協助這些國家建立良好的物流與衛生體系，以順利為民眾接種疫苗。

在 WHO 近期行動中，除了與合作夥伴建立區域級的技術轉讓和人力培訓中心之外，在治理層次上也開始思考，將 ACT 加速器轉為長期機制，規劃常態而非任務性的獨立資金與人力，使其能夠在各項衛生危機爆發後，迅速地研發、製造並分配醫藥品，協助全球對抗未來的威脅。

大流行的系統解決方案：
獨立審查委員會、大流行國際公約
與世界衛生組織治理改革

林世嘉 財團法人台灣醫界聯盟基金會執行長、前立委
吳宜瑾 財團法人台灣醫界聯盟基金會全球衛生研究中心主任
丁威名 財團法人台灣醫界聯盟基金會全球衛生研究中心副研究員

在 COVID-19 全球疫情中，除了前文中介紹的各項衛生技術研發工具，如 ACT 加速器、跨國臨床試驗、減少智慧財產權障礙之機制或平臺之外，針對疫情爆發和溯源、WHO 治理透明度和資源、全球防疫措施是否適當、《國際衛生條例》（International Health Regulations, IHR）是否發揮應有作用等更為結構性、系統性的議題，也成為各界討論的核心。2020 年 5 月召開之第 73 屆世界衛生大會（WHA73）中，通過了 WHA73.1 號決議「因應 COVID-19」（COVID-19 response），決議文中要求幹事長：

「…與會員國協商，適時並盡快啟動一項公開、獨立與全面的評估工作，審查 WHO 機制的有效性、《國際衛生條例》的運作與執行狀況、WHO 在聯合國行動中扮演的角色、WHO 的各項行動與

時間表，並提出相關建議，提升全球預防、防範、因應大流行的能力。」

在此一要求下，WHO 幹事長隨後建立了 3 項審查機制，分別為：（一）大流行防範因應獨立委員會（Independent Panel for Pandemic Preparedness and Response, IPPPR）；（二）COVID-19 因應行動中之 IHR 功能審查委員會（IHR 審查委員會；Review Committee on the Functioning of the International Health Regulations (2005) during the COVID-19 Response）；（三）WHO 緊急衛生事件計畫獨立監督與諮詢委員會（Independent Oversight and Advisory Committee for the WHO Health Emergencies Programme, IOAC）。

本文將介紹三大獨立委員會之工作成果，以及對於未來全球衛生治理將產生的影響。

▇ 大流行防範因應獨立委員會（IPPPR）

IPPPR 於 2020 年 9 月 3 日正式宣布成立，委員會聯合主席為紐西蘭前總理 Helen Clark 以及賴比瑞亞前總統 Ellen Johnson Sirleaf，兩人於 7 月受 WHO 幹事長委託擔任 IPPPR 聯合主席，主持委員會各項事務。除兩位獨立主席之外，委員會成員還有 Mauricio Cárdenas（哥倫比亞前財政部長）、Aya Chebbi（突尼西亞非洲聯盟青年特使與外交官）、Mark Dybul（美國喬治城大學教授）、Michel Kazatchkine（全球基金前負責人）、Joanne Liu（無國界醫師國際主

席）、Precious Matsoso（南非前衛生部長、WHE 前主席）、David Miliband（英國前外交部長）、Thoraya Obaid（聯合國人口基金前執行長）、Preeti Sudan（印度前衛生部長）、Ernesto Zedillo（墨西哥前總統、美國耶魯大學教授），以及鍾南山（中國國家衛生健康委員會主席）。

IPPPR 的首要目標是了解 COVID-19 疫情對全球造成的重大影響，主要關切的問題包含：WHO 因應疫情之各項機制的有效性、《國際衛生條例》的運作狀況、釐清 WHO 因應 COVID-19 各項行動的時間表、釐清 WHO 於聯合國因應工作中扮演的角色、確認全球衛生安全威脅、就疫情的社會與經濟影響提出行動建議，以及強化全球面對下一次大流行時的防範與因應能力。

IPPPR 向 2021 年 5 月召開的第 74 屆世界衛生大會（WHA74），提出成果報告，報告以「讓 COVID-19 成為最後一次大流行」（COVID-19: Make It The Last Pandemic）為標題，指出全球因應疫情的行動仍存在嚴重的落差，各種證據顯示疫情尚未達到終點，並讓國家間和國家內的不平等持續擴大，而作為領袖角色的 WHO 更缺乏必要的資金與權限，來協調與領導全球防疫行動。

在報告中，IPPPR 梳理了大流行以來，全球因應疫情的不足之處，其指出，在每次的大流行威脅（例如 SARS、H1N1、茲卡病毒等）後，作為全球衛生安全最重要法規的 IHR 均會有相應的修訂，WHO 也往往成立獨立委員會，就該次威脅提出立即建議乃至於未來的行動方向。然而這些建議從未被系統性、根本性、具有政治動力地落實，

大流行並沒有像恐怖主義、核戰爭、全球經濟危機一樣受到重視。

因此，各國持續缺乏國家級的大流行防範能力、資金、計畫等防疫量能。在 IHR 歷年來的核心防範能力各國自行審查中，全球平均分數為 64 分（滿分為 100 分），而該排名和表現，也未能預測到各國在此次大流行的表現，許多分數優秀的國家反而面臨最嚴重的威脅（如大多數歐美國家）。

在疫情爆發之初，全球既有的預警幾近失靈，現有的預警機制不足以因應 COVID-19 這樣傳播快速而廣泛的大流行，而各國在 WHO 於宣布 COVID-19 為「國際關注的公共衛生緊急事件」後，並未採取充分和立即行動，而是採取觀望與更加保守的態度，防止貿易與旅遊方面的損失。

當疫情蔓延全球之際，各國衛生體系首當其衝受到壓力，並使得弱勢族群難以尋求衛生服務，例如 WHO 的調查顯示，90% 的國家在疫情中至少停止了一項最基本的衛生服務，而其他非傳染性疾病、心理健康服務的中斷情形則更為嚴重。在疫苗研發成功，開始上市接種後，各國卻又轉向「疫苗民族主義」的行動方式，爭購囤積疫苗，甚至是與疫苗生產商簽訂私下的雙邊購買協議，在此一過程中，更富有的國家成功地獲得更多疫苗，難以購買到疫苗的中低收入國家蒙受了嚴重的不平等。

IPPPR 強調，全球必須盡快結束此次大流行，並建構強化全球衛生體系來防範下一次的大流行，具體的行動建議包含：

（一）高收入國家立即採取行動來強化全球能力，如 mRNA 疫苗技

術轉讓和豁免、補助生產成本、擴大對中低收入國家的藥物與診斷工具的分配等。

（二）全球必須提升政治承諾與領導力：成立聯合國層級的全球衛生威脅委員會、簽訂具有拘束力的大流行國際公約、通過各國元首聯名聯合國高峰會政治宣言以改善防範能力等。

（三）強化 WHO 的獨立性、資金與能力：增加 WHO 的非專款專用資金、強化 WHO 幹事長獨立性、提升 WHO 在疫情中的權限來協調全球合作和通報風險等。

（四）立即投資，建構防範下一次大流行的能力：由 WHO 制定評估大流行防範能力的指引與目標，並仿效聯合國人權理事會形式，由各國進行普遍定期審查。

（五）建立新的全球監測體系：利用數位工具串聯全球各重點衛生資料庫，並讓 WHO 具有權限，可無須當事國同意即向全球通報大流行風險、並入境實地調查，並精進現有的警報機制。

（六）將 ACT 加速器轉型為擴大醫藥品生產、技術轉讓、採購、法規協和的平臺；

（七）建立國際大流行防範與因應基金：該基金應具有每年募資 50 億至 100 億並持續 10 到 15 年的能力，並能在大流行中能夠快速支付 500 億到 1000 億美元，以協助公共衛生產品與行動。

（八）確保各國大流行協調機制，必須與最高層領導保持立即與順暢的溝通，各國每年應進行一次大流行的跨部門、跨學科的演習，並確保有私部門和民間團體參與。

■ COVID-19 因應行動中之 IHR 功能審查委員會

幹事長應 WHA73.1 決議之要求設立 COVID-19 因應行動中之 IHR 功能審查委員會，該 IHR 審查委員會的討論，集中在國際關注公共衛生緊急事件（Public Health Emergency of International Concern, PHEIC）之警報機制的精進、是否另訂定中間層級的警報、評估疫情中的國際合作情形（尤其是 IHR 國家聯絡點的合作與通報）、國際貿易和旅行的限制措施是否適當、各國《國際衛生條例》核心能力的達成情形、疫情風險驗證和資訊通報等。

IHR 審查委員會也已向 WHA74 提出其審查成果報告。報告首先指出，早在 2009 年，因應 HINI 疫情的 IHR 審查委員會即曾警告「全球並未準備好，因應嚴重的流感大流行或是類似的全球性、持續且危險的公共衛生緊急事件」。國家層級的公共衛生能力存在缺陷、全球對大流行的科學知識仍不足、國際之合作協調溝通仍有挑戰需克服，因此必須要強化投資與強化 WHO 職能來因應未來的大流行，但這些建議並未妥善落實，10 年之後，COVID-19 大流行爆發仍舊對各國帶來巨大的衝擊。

在此次大流行中，那些看似準備最為充分的先進國家，其因應疫情的成果並不佳，反而是恰當地採取公共衛生措施的國家妥善地保護民眾生命。國際合作到達了前所未有的高度，但與此同時也出現了嚴重的疫苗民族主義與孤立主義。IHR 審查委員指出，有太多國家仍然沒有足夠的能力保護民眾並向全球發出警報，此外 WHO 和

其他國際夥伴也缺乏能力與資源來貫徹其職能。

IHR 審查委員會建議建立一個 IHR 的同儕審查機制，讓各國可以在與其他國家合作的情形下，了解自身的能力並和各國分享經驗，此外也應強化 IHR 框架下的病原體樣本共享、基因定序資訊共享、基於數位技術和社交媒體的警報機制等能力。此外，委員會也建議各國應考慮在現有的 IHR 規定之外，另外簽訂一份具有約束力的大流行公約。

■ WHO 緊急衛生事件計畫獨立監督與諮詢委員會

WHO 緊急衛生事件計畫獨立監督與諮詢委員會（Independent Oversight and Advisory Committee for the WHO Health Emergencies Programme, IOAC）是 WHO 衛生緊急事件計畫（WHO Health Emergencies Programme）的獨立委員會，每年度均對 WHO 在衛生緊急事件的因應行動的成果、WHO 在行動中的角色與資源等議題進行審查，並向 WHA 提出建議和報告。

在 IOAC 發表的報告中指出，儘管 WHO 從總部、區域到國家辦事處的合作與協調已經相當迅速，但整體而言 WHO 衛生緊急事件計畫的人力與財務並無法用於因應如此大規模的疫情，而「國際關注的公共衛生緊急事件」的警報也未能促使每個國家立即行動。

IOAC 指出，ACT 加速器是一項前所未有的國際合作，但因缺乏政治意願、團結、資金與疫苗生產能力而遭遇挑戰，IOAC 也注意到 ACT 加速器是一項全面性的工具，包含診斷、藥品與疫苗，以及

這些衛生產品的技術轉讓、研發與生產。全球將需要一套機制，來在未來的大流行中，啟動這些工具來即時地、最大化地發揮其影響力。

人類社會對 COVID-19 的回應：大流行國際文書

在 2021 年召開之第 74 屆世界衛生大會（WHA74）上，各國審查了 3 個獨立委員會所提出的報告，並通過 1 份決議與 1 份決定。

WHA74.7 決議主題為「加強 WHO 緊急衛生事件防範與因應能力」，要求設立一個開放給全體 WHO 會員國申請加入的「WHO 公共衛生緊急事件防範因應會員國工作小組」，審查 3 個獨立委員會的報告，討論如何將各項建議落實為具體政策和行動。

WHA74(16) 決定「舉行 WHA 特別會議，審議制定 WHO 大流行防範因應公約 / 協定或其他國際文書」，則要求幹事長須於 2021 年底召開「WHA 特別會議」。在特別會議中，將審查前述會員國工作小組所撰寫的報告，討論制定大流行國際文書將對未來全球防範因應能力帶來的影響。

會員國工作小組隨後發表報告，討論大流行國際文書應關注的議題與條文訂定方向，例如藉由條文強化 WHO 之資源與權限、關注全球醫藥品嚴重不平等、落實健康一體化原則等，此外會員國工作小組也指出應持續對《國際衛生條例》進行審查和修訂，以形成和大流行國際文書的相互補充。

在數個月後，按照 WHA74(16) 決定舉辦的 WHA 特別會議，通

過了 SS2(5) 決定，主題為「全球團結：建立政府間談判機制以強化大流行預防、防範與因應」。各國達成共識，建立一個政府間談判機制／機構，負責 WHO 預防、防範與因應大流行公約、協議或其他國際文書，此一政府間談判機制應向 2023 年 WHA76 提出期中報告，向 2024 年 WHA77 提出最終成果，並在必要時舉辦公開聽證會，促進會員國以外的其他機構與觀察員參與並提供意見。

在此一前所未有的疫情中簽訂的大流行國際文書，勢必將對全球衛生治理產生重大的影響，因此我國也應爭取成為此一國際文書的締約方，並參與後續國際文書的審查與通報機制。具體的行動方向如下：

首先，應推動、呼籲大流行公約納入「普世條款」，締約方的資格不應以「是否為聯合國成員」為準，而是開放給所有具實際衛生管轄權的政府機構締約，保障臺灣能夠成為大流行公約的一份子，針對此一訴求，應盡快啟動遊說，向我國友邦、理念相近國家說明臺灣的立場，洽請友臺國家在會議中敦促訂定此類條款。

其次，觀察直到目前的討論，各國大致上同意需要設立一個委員會或是機制，來監督締約方落實公約義務、強化衛生安全的情形，臺灣必須爭取在此一監督框架中，與中國、香港、澳門的顯著區分，避免在傳染性疾病爆發之際，被劃分為同一衛生區域，而遭受不必要的封鎖或是汙名。

第三，臺灣應向全球宣傳，將臺灣排除在公約締約方外將會造成的風險，在疫情爆發的兩年半以來，臺灣是在缺乏 WHO 或其他

多邊機制提供的資源與技術協助下對抗疫情，聯合國體系下最即時與前沿的專家討論幾乎無由參加，在臺灣疫情爆發之際，仍然只能依靠自身力量或雙邊關係來對抗威脅。臺灣必須向世界強調，從腸病毒、SARS 以來，全球衛生治理的典範並沒有實際上的轉變，《國際衛生條例》、WHO 的工作始終存在破口與空白，全球如果希望達成真正的平等、包容性與透明治理，就必須納入臺灣的參與，這是全球應當做出的承諾。

不可諱言的是，簽訂新的大流行公約、被接納成為締約方對我國而言，仍然將面對國際政治的阻礙，臺灣需要大量的友邦和理念相近國家合作，才能夠因應此一挑戰，利用當前全球對於中國的不信任，將是開啟此一合作的良好機會。

與疫共存下的
全球公共衛生策略

陳秀熙 國立臺灣大學公共衛生學院教授

　　COVID-19 疫情對全球衛生帶來巨大挑戰，也嚴重衝擊各國的經濟、教育、社會等所有面向，威脅聯合國永續發展目標（Sustainable Development Goals, SDGs）的各項目標。在互動密切的全球化社會中，對抗 COVID-19 是每一個國家的責任與行動，沒有任何一個國家能夠置身事外，本文將以全球衛生治理的角度，分析 COVID-19 對全球衛生、經濟、社會、教育等各個健康相關決定因素的影響，以及疫情中全球建立的相關防疫合作機制。

COVID-19 疫情對全球健康與經濟衝擊

　　在 COVID-19 疫情爆發初期，疫苗與藥物仍在開發之際，最有效的防疫措施便是實施「非藥物介入措施」（Non-Pharmaceutical Interventions, NPI），包含關閉工作場所與學校、取消公共活動和聚

會、暫停國內與國際交通與佩戴口罩等，這些措施至今仍舊持續是各國防疫的重要工具之一，並隨著疫情演變、病毒的傳播力等來調整其介入範圍與嚴格程度。然而，嚴格的「非藥物介入措施」因為涉及人權與自由，在各國施行時也帶來挑戰與爭議。

就 2021 年 1 月至 10 月而言，可以觀察到隨著各國 2 劑疫苗接種率升高，各國政府實施的各種「非藥物介入措施」逐漸下降，限制行動的政策如關閉公共運輸、封城、國內移動、學校停課則更為優先解除，而佩戴口罩、聚會限制等與社交距離相關的政策仍舊維持。

然而，嚴格的「非藥物介入措施」雖然能有效防堵疫情的散播，但限制移動與封城等措施也暫停了經濟活動，導致特定群體因無薪或失業而陷入經濟困難，尤其是資源分配原本就較少、更傾向「非正式就業」（如論件計酬、不參與公司與政府保險）的脆弱群體，這些民眾在失去經濟收入的同時，也意味著其健康方面的保障更為脆弱且更難以取得醫療服務。疫情除了影響 COVID-19 的病例數與死亡外，也會降低醫療的可近性。

可以進一步透過民眾平均餘命的變化，來觀察 COVID-19 對於全球及各國的健康與經濟影響，平均餘命降低不只代表民眾的健康受到負面影響，也代表國家經濟勞動人口的損失，各國因 COVID-19 而面對平均餘命變化的差異也是重要的研究議題，例如：奈及利亞與越南的 GDP 相去不遠，但平均餘命卻相差甚遠，意味著前者可能因疫情遭受更嚴重的勞動力衰減或是經濟倒退。

根據 Aburto 等人（Aburto el al., IJE, 2021）分析 2020 與 2019 年各國 GDP 與人口的平均餘命差異，COVID-19 大流行導致 2020 年死亡率顯著上升，這是自西歐在二次世界大戰或蘇聯在東歐解體以來首見的嚴重死亡事件，29 個歐美國家中有 28 個平均餘命減少，其中有 11 國男性、8 國女性平均餘命減少超過 1 年。2020 年，有 15 國女性、10 國男性的平均餘命低於 2015 年。

　　Fann 等人（Fann et al., 2021）則計算全球自 2020 年 2 月至 2021 年 10 月間的健康生命損失（DALY），即生命損失年（YLL）與失能損失年（YLD）的加總，來量化 COVID-19 所造成的經濟衝擊。估計至 2021 年 10 月，全球健康損失將將近 4600 萬健康人年，超過 7,654 億美金。

　　利用大數據資料分析各國人類發展指數（Human Development Index, HDI）與 DALY 後，可以觀察到 2020 年 1 月至 2021 年 4 月，及 2021 年 5 月至 10 月臺灣的 DALY 低於美國、英國及日本，意味著我國受疫情之損失較這些國家而言更少，然而，傳染性疾病通常會對社會經濟發展程度更低、經濟水準更低的族群或國家，帶來更大的衝擊，但 COVID-19 的結果卻全然相反，疫情期間，美國、英國、瑞典、日本等高度發展的國家的 DALY 甚至高於低度與中度發展的國家（如衣索比亞、奈及利亞、南非、寮國及斐濟等）。

COVID-19 對健康人權之影響

　　COVID-19 擴大了永續發展目標解決種族與健康不平等的障

礙。健康與醫療照護不平等將影響國家的醫療與照護體系，亦會影響全體人民的生活與福祉。COVID-19 疫情期間採取的封鎖與隔離措施，在疾病傳播交互影響之下，將加深既有系統結構下的脆弱族群的障礙與不平等，包含健康照護不平等（如疫苗及檢測的可近性）、醫療照護不平等（如住院及藥物治療的可負擔性），最終造成 COVID-19 個案感染與死亡的種族差異。

COVID-19 疫情爆發後應優先考慮脆弱族群，這些族群於重要的原料生產國，反而對全球經濟有重要影響。以南美洲的亞馬遜河流域為例，亞馬遜河橫跨 8 個南美國家，除了影響 3000 萬居民的生計外，大量原物料如橡膠、鐵礦、銅礦等以及開採礦產的人力，也仰賴當地民眾利用船隻運送，因此亞馬遜河原住民社區的 COIVD-19 疫情，將影響全球眾多產品的製造鏈。然而，亞馬遜的原住民在基因、免疫力、醫療資源與知識等方面較為弱勢，導致此族群的死亡率是全國的 3 倍以上。

根 據 Kantamneni 的 研 究（Kantamneni N., Journal of Vocational Behavior, 2020），美國脆弱群體（如非裔、拉丁裔、原住民）的感染使國內疫情不斷，因為脆弱族群大多從事維持民生社會的必要工作而難以中斷，而其低收入的困境也使他們難以停止工作並配合政府政策。此外，由於 COVID-19 從中國傳播到世界各地，根據美國的民調，1000 名受訪者有 30% 將 COVID-19 歸咎於中國人，使亞裔族群在疫期間受到的歧視更加嚴重。除此之外，因為居家辦公、居家上課與居家隔例等政策導致家庭生活時間大幅升高，女性多重角

色衝突及性別暴力等平等問題也需要特別關注。

COVID-19 疫苗分配加劇全球健康不平等

在科學家的努力之下，COVID-19 疫苗成為有史以來研發速度最快的疫苗，是知識與技術的突破，也是人類對抗病毒的重要進展。然而，隨之而來的「疫苗民族主義」與「疫苗外交」等以國家利益為最高原則的外交政策，再度凸顯全球衛生治理的重要性，意即需要一個超越國家的平臺與角色，來協調疫苗資源與分配，避免加劇全球疫苗與健康不平。更重要的是，疫苗不平等將使脆弱國家疫情持續，進而減緩全球對抗疫情的腳步。

疫苗的公平配有三大原則：（一）疫苗要先讓特定優先種族施打；（二）要遵從人類的健康、脆弱族群、平等與倫理原則；（三）建立公平優先模型（Fair Priority Model）。在 COVID-19 當中所建立的公平優先模型便是 COVAX。

COVAX 透過 WHO 的領導力、CEPI 與業界的合作及 GAVI 的疫苗分配機制，順利地集結各方資金，與疫苗廠商洽談合理的疫苗價格與配額，並以公平性為考量，分配給世界各國。然而，公平分配僅是理想，現實的情況是，疫苗分配從未公平過，因為許多國家沒有參與談判，甚至有國家透過與疫苗廠的雙邊交易取得過多的疫苗。

就國家而言，國民健康即是國家安全問題，因此應提前部署疫苗策略並將其視為戰備物資，雖然疫苗具時效性，但因疫情難以預

測，有備無患是較好的因應策略，若真的沒有用到，可以捐贈給需要的國家。

臺灣雖然有能力生產疫苗，但因不是 WHO 會員國，疫苗的外銷較不容易，所以對於疫苗的投資與產量較低。中國利用「疫苗外交」提升疫苗產量並輸送到其他國家，但難以確保疫苗的有效性。非洲區域因缺乏在地生產疫苗的能力，導致疫苗接種率低。因應低收入與中收入國家疫苗缺乏問題，應增加其疫苗生產的投資，而非僅捐贈疫苗。這也是第 74 屆世界衛生大會（WHA74）通過 WHA74.6「強化當地生產藥物及相關衛生技術以促進可近性」決議，以及 WHO 與南非政府合作成立「mRNA 疫苗技術轉讓中心」的原因。

疫苗與口服病毒藥是因應疫情的最佳利器，然而除了疫苗分配不公平外，COVID-19 治療藥物也不是所有國家都能夠負擔。例如瑞德西偉、單株抗體雞尾酒療法、抗發炎治療、Dexametnasone 及 LAKi 等治療，需要較完整的醫療資源才進行療程，目前有能力使用這些藥物的國家都是高經濟國家，低收入與中收入國家僅能使用價格較低廉的精神科藥物，因此，提高口服病毒藥的生產量並降低藥物價格，才是解決低收入與中收入國家治療 COVID-19 並結束疫情的方法。

■ COVID-19 對全球教育之衝擊

據統計，2020 年至 2021 年全球因 COVID-19 停課的國家共有

129 國，有 63% 的學生受到影響。教育是一國發展的根基，牽動社會與經濟的發展程度，因此所有國家都同意在 COVID-19 警戒之下，優先放寬的對學校的限制，然而學校也是最容易造成群聚感染的地方。

聯合國教科文組織列出 9 項學校停課造成的不良後果，包含學習中斷，限制兒童成長和發展的機會、無法獲取學校供應的營養餐食而導致兒童營養不量（尤其是收入較低的家庭）、家長為照顧孩子需負擔額外的經濟成本（如無法工作）、家長對遠距教學和家庭教育未做好準備（對於教育程度和資源有限的家庭來說尤其困難）、身處貧困或偏鄉地區的學生缺乏遠距設備資源、從事醫療產業的家長，因照顧孩子離開崗位，將加劇公共衛生體系的壓力、兒童照護的品質可能因為家庭情況造成巨大的差異、局部學校停課可能為其他學校帶來負擔，因家長可能將孩子轉學至仍然開放的學校就讀。其中，最嚴重的莫過於輟學率上升，導致復課後學生受到挑戰，在許多經濟條件差的家庭中，輟學的兒童可能被要求盡快進入勞動市場，而從此不再受到學校教育。

簡言之，學校停課對於學生的影響很大，COVID-19 勢必對現在的中學生帶來世代效應，目前尚未能定論影響為何，然而心理健康、學習中斷、營養不良等都是需要被考量的潛在影響。

■ COVID-19 對醫療照護可近性之衝擊

研究指出若大腸癌與乳癌患者未在 COVID-19 疫情中即時接受

診斷並接受治療，加上 COVID-19 疫情期間各國的醫療體系因壓力而未能提供適當服務，最終將會導致全球 2030 年的大腸癌與乳癌死亡案例超過 5000 至 6000 例。

COVID-19 疫情期間，由於所有醫療資源皆轉移用於因應 COVID-19，導致其他疾病的照護需求受到延遲。英國針對癌症患者因 COVID-19 大流行而難以取得服務的長期衝擊進行研究，發現患者尋求醫療時因等待醫療照護、衛生人力減少等因素造成的延後治療，將會導致後續癌症死亡案例上升。針對荷蘭 5 間醫院進行世代追蹤的研究也顯示，在 COVID-19 疫情確診數最高峰的 2021 年 4 月 13 日起，進行手術的乳癌病患數逐漸下降，透過一般門診及國家篩檢計畫發現的個案數也下降。

臺灣於 2021 年 5 月至 6 月為疫情第三級警戒，當時的門診與住院照護利用率降低，但因臺灣照護韌性佳，很快就恢復原有的醫療量能。

COVID-19 對心理健康之衝擊

COVID-19 所引起的創傷後壓力症候群（posttraumatic stress disorder, PTSD）影響大量民眾，應重視並因應此情形。PTSD 是指個體經歷、目睹他人死亡、自身及他人面臨死亡或重傷，以及人生健全受到威脅的心理創傷所導致的精神障礙。即使是沒有感染 COVID-19 的人，心理壓力仍然很大，閱聽者因接收疫情、死亡案例相關的新聞或資訊而覺得煩躁等現象，都是 COVID-19 對心理健康

造成的負面影響。

Liqing Zhang 等 人（Liqing Zhang et al., Psychiatry investigation, 2021）彙整 11 篇一般民眾（非 COVID-19 患者）的 PTSD 文獻，此研究調查對象為 2020 年第一波流行期間，未感染 COVID-19，但因疫情爆發而導致的 PTSD。研究發現每 10 人就有 1 至 2 人因疫情而罹患 PTSD。此外，該研究也發現，各國民眾罹患 PTSD 的比例可能因經濟及健康照護等差異而有所不同。各國疫情爆發的嚴重程度、國民經濟、政府的整備、醫療用品及設施的可近性，以及與 COVID-19 相關資訊的適當傳播而有所不同，因此民眾的心理健康可能存在地區差異。

一份於 2020 年 7 月至 8 月針對 9220 名澳洲居民的匿名調查（Hammarberg et al., 2021）顯示，在大流行期間，政府提出的前五大最有幫助的政策中，有 2 項政策與心理健康有關，包含與心理專業人員面對面諮詢，以及家庭醫師進行心理健康評估。因此，疫情下最需要提供的服務包含支援心理健康評估與協助、協助維持個人經濟狀況，以及協助社區組織持續發揮功能。

COVID-19 對再生能源發展之影響

COVID-19 不僅是公共衛生問題，影響的面向亦包含環境及能源。由於各國實施非藥物介入措施，例如封城或人流限制，使高度仰賴交通運輸的供應鏈受到影響，此影響也衝擊到各國正在努力的再生能源的建設與發展。根據國際能源署（International Energy Agency,

IEA）針對 2019 年與 2020 年上半年度再生能源發電的調查，全球再生能源發電量（太陽能、風力、水力等）於 2020 上半年下降 11%，生物能源（煤炭）增加，導致氣候危機惡化。

COVID-19 對健康一體化（One Health）之衝擊

「健康一體化」（One Health）一詞已經談論許久，COVID-19 大流行也使人們再度重視病毒、動物、人類與環境的密切關係。2022 年 4 月 7 日世界衛生日便是以「健康一體化」為主題。

考量健康一體化，意味著要投入更多動物疾病與人畜共通疾病的研究，尤其是針對哺乳類動物感染的研究對於公共衛生政策非常重要。有學者（Fischhoff IR, et al., Proc. R. Soc. B）利用大數據實驗 5400 種哺乳類動物的 ACE2 接收器，發現蝙蝠、水貂、雪貂、寵物貓、寵物狗皆會感染 COVID-19，也表示病毒可能透過這些動物傳播。

健康一體化的研究也包含對環境的監測，環境汙染監測能夠幫助病毒採樣。荷蘭是最早從汙水中發現 SARS-CoV-2 病毒的國家之一，該國於 2020 年 2 月在阿姆斯特丹史基浦機場的汙水中檢測到病毒足跡，4 天後即於臨床檢測到首例確診案例，因此當地有超過 300 個汙水處理廠持續進行 COVID-19 的監測。非洲部分國家也透過汙水監測的方式監測病毒，利用直接取水的方式，即使採檢時間點不同，監測的效果與定點定時採檢類似，給予採檢人員更便利的實務操作。

智慧醫療助攻防疫

數位與智慧技術能夠突破 COVID-19 疫情帶來的衝擊以及實施 NPIs 所衍生的挑戰。Firouzi 等人（Firouzi et al, IEEE, 2021）歸納因應疫情的五大數位應用，包含個人化數位雙胞胎、物聯網與疫情控制、人工智慧與機器學習、機器人與疫情控制、區塊鏈與疫情控制。

個人化數位雙胞胎，意指將透過蒐集與分析個人健康資料（包含醫療紀錄、健康紀錄、疫苗接種紀錄、手機門號、社交媒體、出入公共場所紀錄等）建構模擬個人接觸史或疾病史。透過比對與確診者的足跡、監測體溫及血氧的變化、年齡及慢性病史或其他健康狀況的分析，可以針對 COVID-19 高風險者提出警告，並安排聚合酶連鎖反應（polymerase chain reaction, PCR）檢測與提供後續個人化治療指引。

數位技術亦能夠突破疫情期間對社交距離的限制，透過物聯網、穿戴式裝置、區塊鏈等技術，提供遠距教學、辦公、醫療、監測等服務，幫助人們於新常態生活中，在日常防疫的同時也能回歸正常生活。

疫情使遠距醫療服務的需求大增，遠距醫療對精神科與心理健康服務的幫助很大，許多國家政策也將遠距醫療納入健保給付，鼓勵民眾使用遠距醫療服務。此外，區塊鏈的保密性與不可竄改性，使應用於發放數位檢測及疫苗證明的潛力受到關注。

然而，每一項政策施行與技術的應用都是一體兩面，數位技術

的應用也可能加劇健康不平等與決策偏差等問題，導致脆弱族群更難獲取醫療服務；抽樣可能影響到 AI 設計的族群代表性或造成設計錯誤，這些都是應用數位科技時需要考量的因素。

新常態生活中的三聯體（Triad）防疫

面對未來的疫情，無論是全球衛生或是各國防疫，最重要是的整合「疫苗接種」、「精準檢測」及彈性調整「非藥物介入措施（NPIs）」3 層面的「三聯體（TRAID）」防疫思維，並引入智慧與數位技術，是全世界與疫共存的關鍵。

為協助政府擬訂解封政策，以幫助臺灣進入新常態生活，公共衛生學界亦提出「安全防疫解封指數」，透過公式計算，考量防疫及醫療量能（居家隔離、檢測、住院與 ICU 與藥物等量能）、變種病毒特性（重症率與死亡率）、免疫保護力（國內完整及追加劑疫苗保護覆蓋率、自然感染率）、對於幼童造成的威脅（幼童個案佔比、上升速度）及防疫監測通報系統（通報個案與實際前在個案之落差）等變數計算而成。數字越小代表安全解封機率越大，就能決定邊境的開放程度、評估安全降級，或解封恢復正常社交生活。

總結而言，疫情對全球帶來的影響以不僅限於衛生領域，面對疫情帶來的醫療體系、民眾健康（包含心理健康）、教育、環境與人權等問題持續考驗著每個國家政府，也考驗著國際合作的機制。公共衛生界持續提出各面向的研究與觀點，以及基於公共衛生證據的決策工具，幫助全球衛生界及各國政府，採取基於科學實證、以對抗疫情

為優先考量的政策措施。更重要的是,確保全球衛生機制與國家防疫政策納入包容性與平等性的考量,因為面對 COVID-19 巨獸,只有人人都健康,才會讓所有人健康。

因應不可逆轉「New Normal」臺灣準備好了嗎？

林世嘉 財團法人台灣醫界聯盟基金會執行長、前立委
【2021 年 3 月 9 日刊登於關鍵評論網】

距我國開設 COVID-19 中央疫情指揮中心、WHO 宣布 COVID-19 為國際關注公共衛生緊急事件（Public Health Emergency of International Concern, PHEIC）至今已逾 1 年。美國柏瑞克（Donald M. Berwick）教授 2020 年 5 月於 JAMA 期刊指出，全球將進入新常態（New Normal）狀態，並將迎來六大不可逆的轉變，包含快速變化的資訊與學習、標準程序的重要性、保護人力、虛擬照護、應備威脅、不平等。在這些轉變之下，運用科技發展、改變資訊治理的思維及政策與法規環境，才能面對這個快速變動的時代挑戰。

臺灣透過八大防疫關鍵成功因素，包含 SARS 經驗建立的制度與觀念、迅速建立流行疫情指揮中心、每日召開記者會並善用網路媒體實現資訊公開透明、快速盤點及動員進行良好資源分配、透過數位流程及時管制邊境、應用科技建置智慧社區防疫、快速研發及廣泛應

用先進醫療科技，以及優良的人民素質，每個領域各司其職控制國內疫情至今，其中不容忽視數位科技於防疫過程中扮演的重要角色。

大數據分析、網際網路、人工智慧（AI）等各種數位技術已廣泛應用於監控與監測、檢測與診斷、邊境管理、隔離與接觸追蹤、減害計畫及治療與復健等防疫環節。臺灣透過通訊軟體（如疫止神通 LINE Bot）、電子圍籬系統、智慧入境檢疫系統等協助防疫，並透過手機傳送類細胞簡訊或細胞廣播訊息（敦睦艦隊案例）與災防告警細胞廣播訊息（墾丁人潮案例）等不同方式，減緩我國疫情傳播。

此外，位於防疫第一線關鍵場域的醫院，亦採用零接觸式防疫平臺，應用數位科技減少患者與醫護人員之間的直接接觸，同時亦能提供高品質、不間斷的治療與照護。

不僅臺灣借助數位技術防疫，在疫情嚴峻的各國，在嚴格的封城及社交限制措施的地區，遠距醫療如通訊診療、線上問診、居家監測等服務之需求大幅成長。國際大藥廠更積極透過 AI 縮短新藥開發或老藥新用的研發時間。

此外，為控制疫情，各國政府紛紛推出接觸者追蹤的手機應用程式，新加坡政府發布「TraceTogether」手機應用程式，透過藍牙裝置來分析民眾是否曾與確診者有接觸。澳洲政府發表的「COVIDSAFE」、紐西蘭衛生部提供的「NZ COVID Tracer」、西班牙政府發布的「Radar Covid」手機應用程式，皆利用藍牙設備鄰近資訊來分析民眾的接觸史。

　　區塊鏈技術更在疫情期間有了新的應用。以美國大廠微軟與甲骨文利用區塊鏈技術打造數位憑證開發計畫為例，說明該技術協助企業與國家辨識擁有免疫力的族群，並透過其不可竄改的特性，加強保護個人隱私資訊。

　　COVID-19 疫情將帶來新常態，資訊分享已成為全球抗疫關鍵，2020 年 11 月 19 日，聯合國多個機構發表聯合聲明，就疫情中各國持續利用數位技術與個人資料來對抗疫情的趨勢表達立場，聲明支持在疫情中的個資利用，但也強調應兼顧個人權利與隱私，並同時促進經濟和社會的發展。越來越多的實踐與資料發現，個資的蒐集、使用、分享和進一步的利用，將有助於阻止疫情傳播，並加速經濟和社會生活重回軌道。

　　2021 年 1 月底，全球十大醫藥巨頭，如輝瑞、嬌生、羅氏、賽諾菲、武田等，宣布成立醫療資料共用聯盟（Accumulus Synergy），促進資料與資訊共享，並規畫與美國 FDA、日本 PMDA、歐洲 EMA、英國藥品和保健產品監管局，以及其他世界各地衛生監管機構進行協商，讓全球產業界和衛生部門之間，實現數據的即時產出、交換與合作。

　　在這樣的趨勢下，臺灣的數據串接與互通仍面臨重重關卡，鼓勵資料分享的社會氛圍與法規環境仍不充足，各界需跨領域合作因應技術發展、實際應用、法規與給付等帶來的挑戰，為抗疫下半場進行超前部署，跟上健康大數據共享潮流，避免臺灣進入數據「鎖國狀態」。

與疫共存：
去中心化及賦權的防疫共治

林世嘉 財團法人台灣醫界聯盟基金會執行長、前立委
【2021 年 8 月 30 日刊登於遠景基金會】

　　自疫情爆發以來，防疫資源向來由中央疫情指揮中心「集中化」管理，然而在疫情「清零」可能性微弱的情形下，政府的防疫思維轉向「與疫情共存」，未來應建立以數位技術為基礎的「新常態生活」，並將「去中心化」（decentralization）及「賦權於民」（empowerment）兩項原則，應用在數位化的防疫政策之中。

■ 去中心化和賦權於民是邁入「新常態生活」的 數位治理關鍵

　　「去中心化」意味著能夠讓更多的地方政府、社區與企業加入「與疫共存」的數位應用生態，在符合法規（如資料去識別化、自由收回同意等）的情形下進行更具創意與更高效率的防疫方案。

　　「賦權於民」則是將健康數位資訊的權限還諸民眾，民眾可以自由決定其資訊被取用的時間、地點、方式、範圍與用途，也可提供給第三方（無論是研究單位或企業）進行應用開發，而非僅由健保資料庫或健康存摺及集中管理。這也意味著民眾將能有更多的機會貢獻防疫新生活，藉由提供資料來保護自己、親友乃至於整個社區，就如同疫苗接種，當越多人施打疫苗，集體的行動將使整個社會變得更加安全。

　　「去中心化」與「賦權於民」的數位防疫應用，在「降級」與「解封」的未來中，將扮演越趨重要的角色。以歐美各國為例，NBA 與生物安檢辨識公司 CLEAR 合作，要求入場球迷必須出示健康通行證，民眾可在觀賽前進行居家 COVID-19 檢測，並將結果上傳到伺服器，檢測陰性者將能取得健康通行證並入場；檢測陽性者還能夠取得 CLEAR 公司醫療機構合作夥伴的治療與照護建議。歐盟則發表了「歐盟數位 COVID 證明」（EU Digital COVID Certificate, EUDCC）的執行原則，已接種疫苗、檢測為陰性或已從疾病康復的民眾，將能夠透過一般手機 APP 取得數位證明，並在跨國旅行中免除特定的公衛限制。

　　一個理想的「去中心化」與「賦權於民」的數位防疫技術，必須最低程度、去識別化地使用個人資料，而利用這類資料所產生的數位證明，也毋須暴露個人身分，而僅需顯示個人在防疫控制中的風險層級，並從個體的風險層級與足跡擴大到公共場所，在確保公共場所的適度開放時，仍能保證場所的安全性；若感染確診，其資

料與足跡也能夠即時上傳，並警示曾造訪同一地點的民眾，足跡所至之處則立即啟動因應措施如停止內用、加強清消、強制出入者配戴口罩等；而醫療機構、個人企業、大樓社區等也可以應用類似的原則，來執行機構與社區的防疫措施。

■ 需要政府思維及社會共識之轉型

「去中心化」與「賦權於民」的數位防疫應用，需要法規的調整、集權治理思維的轉型，乃至於整體社會對於「分享資料共同鋪建防疫網」的理解與共識，將責任與權利開放給每個人、鼓勵每個人參與防疫行動，這將是臺灣邁入「新常態生活」的治理關鍵。

臺灣的數位能力自不待言，而我國的民間動能和公私協力更是我們能夠防禦首波疫情的關鍵，在疫情進入「延長賽」的現在，也已有許多廠商提出解決方案，在「新常態生活」中應用數位技術，使人人皆能貢獻一己之力守護臺灣。

Chapter 4
**大流行的系統性解決方案
與「新常態」**

國家圖書館出版品預行編目（CIP）資料

向誰效忠：COVID-19 疫情下的全球衛生治理觀察 /
林世嘉等作 . -- 初版 . -- 臺北市：財團法人台灣醫界聯
盟基金會 , 2022.09
　　面；　公分 . -- (社會科學類；ZF0020)
ISBN 978-986-82651-7-2(平裝)
1.CST: 國際衛生 2.CST: 國際合作

412.29　　　　　　　　　　　　111014640

《向誰效忠？
COVID-19 疫情下的全球衛生治理觀察》

發 行 人　吳樹民
系列總編輯　林世嘉
作 　 者　林世嘉 等
執 行 編 輯　全球衛生研究中心吳宜瑾主任、丁威名副研究員
出 版 者　財團法人台灣醫界聯盟基金會
　　　　　　臺北市中正區仁愛路一段四號三樓
　　　　　　02-2321-2362
協 力 編 輯　楊捷羽、洪禎璐
封 面 設 計　王美琪
圖 文 排 版　王美琪
校 　 對　楊捷羽
初 　 版　2022 年 10 月
定 　 價　500 元

I S B N　978-986-82651-7-2